许公平
临证经验集萃

主　编　邓德强
副主编　周江　肖艳
编　委
　　何慧　赵飞　莎依娜　梁伟娟
　　徐坦　许雷鸣　王丽芳　郝丛莉
　　马丹　王晶　张淼　秋金玲
　　韩达妮　许馨予　孙红友　罗世坤
　　杨明霞

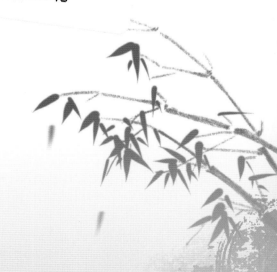

人民卫生出版社

图书在版编目（CIP）数据

许公平临证经验集萃 / 邓德强主编 . —北京：人
民卫生出版社，2020
ISBN 978-7-117-29554-3

I. ①许… II. ①邓… III. ①中医临床 – 经验 – 中国
– 现代 IV. ①R249.7

中国版本图书馆 CIP 数据核字（2020）第 044736 号

人卫智网	www.ipmph.com	医学教育、学术、考试、健康，购书智慧智能综合服务平台
人卫官网	www.pmph.com	人卫官方资讯发布平台

许公平临证经验集萃

主　　编：邓德强
出版发行：人民卫生出版社（中继线 010-59780011）
地　　址：北京市朝阳区潘家园南里 19 号
邮　　编：100021
E - mail：pmph @ pmph.com
购书热线：010-59787592　010-59787584　010-65264830
印　　刷：三河市尚艺印装有限公司
经　　销：新华书店
开　　本：710×1000　1/16　印张：9　插页：4
字　　数：134 千字
版　　次：2020 年 5 月第 1 版　2020 年 5 月第 1 版第 1 次印刷
标准书号：ISBN 978-7-117-29554-3
定　　价：45.00 元
打击盗版举报电话：010-59787491　E-mail：WQ @ pmph.com
质量问题联系电话：010-59787234　E-mail：zhiliang @ pmph.com

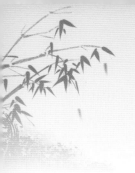

许公平简介

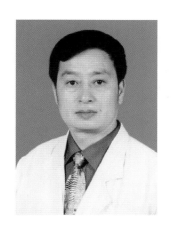

许公平,男,汉族,1954年11月出生,主任医师。1978年毕业于上海中医学院(现上海中医药大学),本科学历。曾任乌鲁木齐市中医医院内分泌科(国家中医药管理局"十一五"重点专科糖尿病科)主任,重点专科项目建设负责人,第四批及第六批全国老中医药专家学术经验继承工作指导老师,2012年全国名老中医药专家传承工作室建设项目专家,中华中医药学会糖尿病分会委员,新疆中医药学会理事,新疆青年中医药研究会委员,自治区高级职称评审委员会中医、中西医结合高评委专业组委员,新疆内分泌学会常务委员,《新疆中医药》杂志编委,新疆医疗事故鉴定委员会委员,乌鲁木齐医学会医疗事故技术鉴定委员会委员等。多次参加国际、国家级的学术研讨会,公开发表学术论文20余篇,编写著作1部。主持、参与多项自治区级、市级科研项目,并荣获科技进步奖。多次被授予市级劳动模范、先进工作者、优秀共产党员、最佳医师等荣誉称号。

致力于中医临床和科研工作40余年。1971年于吐鲁番五星公社农场下乡任大队卫生院再教育医生,前后参加吐鲁番地区卫生局、吐鄯托卫生局组织的卫生知识提高班学习半年,充分发挥中医药"简、便、廉、验"的特点,就地取材,利用当地常见且低廉的草药,如桑叶、桑椹等药物治病救人。1975年,为更好地提高医疗技术、服务患者,赴上海中医学院医疗系,进行中医知识系统学习。1978年毕业后分配至乌鲁木齐市中医医院工作至今。自20世纪80年代以来,开始从事糖尿病及其并发症的临床诊治和研究。1983年于新疆维吾尔自治区人民医院急诊科、内分泌科跟随齐广生主任学习进修

1年。1986年赴上海中医学院高师进修班学习1年。先后参加国内外学术会议交流多次。通过长期的临床实践与理论研究,逐步形成了从脾胃论治糖尿病的学术思想,创立了以"健脾利湿、清胃泻火"法为核心的治疗糖耐量低减、2型糖尿病的中医药治疗体系,并研究出了一系列治疗糖尿病及并发症的有效方药。

　　研发院内中药制剂消渴健脾胶囊、三消康胶囊,其中消渴健脾胶囊治疗消渴病(糖尿病)的研究,获得科学技术成果鉴定证书,并获市科技进步奖。消渴健脾胶囊应用于临床至今已近20年,通过多年的临床观察,发现其在逐步减少西药的用量和种类情况下,能改善患者的临床症状和体质,较好地控制血糖,并对糖尿病并发症有不同程度的改善和延缓疾病进展的作用。目前,通过研究创制了治疗糖尿病肾病的渴肾康、治疗糖尿病视网膜病变的渴目清、治疗糖尿病周围神经病变的渴筋通、治疗糖尿病性阳痿的渴萎康、治疗糖尿病合并心脏病的渴心通、治疗糖尿病合并脑血管病的渴脑通、治疗糖尿病性胃轻瘫的渴胃通等协定处方。

　　擅长糖尿病及并发症(如糖尿病肾病、糖尿病末梢神经炎、糖尿病周围血管病变、糖尿病视网膜病变、糖尿病性胃轻瘫、糖尿病足等)、各科疑难杂症的诊治。

邓德强简介

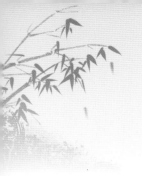

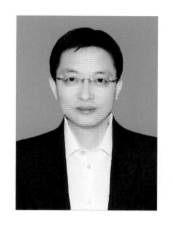

邓德强,医学博士,硕士研究生导师,主任医师,乌鲁木齐市中医医院(新疆医科大学附属乌鲁木齐市中医医院)副院长、内分泌诊疗中心主任,国家中医药管理局内分泌重点专科学科带头人,新疆维吾尔自治区内分泌重点学科学科带头人。担任世界中医药学会联合会糖尿病专业委员会副会长,中国民族医药学会内分泌分会副会长,中华中医药学会糖尿病分会常务委员,世界中医药学会联合会肾病专业委员会常务委员,中国中药协会肾病中药发展研究专业委员会常务委员,中国医师协会中医药分会委员,新疆中医药学会络病专业委员会副主任委员,新疆中西医结合学会内分泌专业委员会、肾病专业委员会常务委员,新疆医学会内分泌、糖尿病专业委员会常务委员。荣获"全国百名杰出青年中医""全国中医药科学普及金话筒奖""卫生部创先争优先进个人""新疆维吾尔自治区先进工作者""乌鲁木齐市劳动模范""乌鲁木齐市优秀人才""乌鲁木齐市卫生系统首批学科带头人",以及"2016年度乌鲁木齐市科技创新人才"等称号。参加国家重点基础研究发展计划(973计划)、"十一五"攻关课题,主持新疆维吾尔自治区科学技术厅、新疆维吾尔自治区中医民族医药管理局、乌鲁木齐市科学技术局、乌鲁木齐市卫生健康委员会及天山区等多项课题。公开发表学术论文64篇、科普文章60篇,论著3部,参编著作7部,是《世界中西医结合杂志》《中华糖友》《中华现代临床医学杂志》编委,曾任《糖尿病之友》杂志的特聘专家。师从国医大师吕仁和、全国名老中医药专家许公平,以及赵进喜教授。提出"内热伤阴耗气为贯穿糖尿病始终的病机"和"从湿论治糖尿病及其并发症",采用"截断治法"培土化湿活血法"治疗糖尿病,创制"雪莲益肾方""雪莲滋肾方""益肾养颜膏方"等验方,广泛应用于临床,疗效显著。

擅长治疗糖尿病及其并发症、甲状腺疾病、高尿酸血症等内分泌代谢疾病,肾病及肾衰竭等疑难杂症。

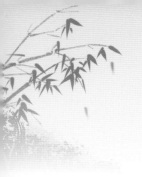

肖 艳 简 介

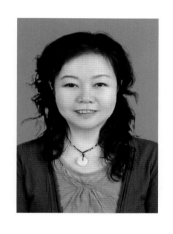

肖艳,主任医师,硕士研究生、中西医双学士,中西医结合硕士研究生导师。乌鲁木齐市中医医院国家中医药管理局"十一五"计划——糖尿病重点专科主任。世界中医药学会联合会糖尿病专业委员会委员,新疆维吾尔自治区中西医结合学会内分泌专业委员会副主任委员等。乌鲁木齐市卫生系统首批学术带头人。2008年获批自治区卫生厅青年科技人才专项科研基金项目1项,2009年获批乌鲁木齐市科学技术局科研项目1项,均为第一主持人,并参与多项国家、自治区级糖尿病的科研项目。在国内核心期刊发表论文20余篇。2011年获首届中西医结合青年贡献奖。目前有新疆维吾尔自治区中医民族医药管理局、乌鲁木齐市科学技术局、院级项目各1项,共发表相关论文10篇。

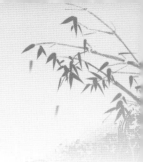

周 江 简 介

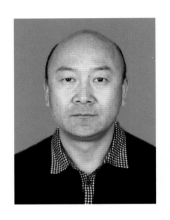

　　周江，主任医师。乌鲁木齐市中医医院国家中医药管理局"十一五"计划——糖尿病重点专科二科主任。世界中医药学会联合会糖尿病专业委员会委员，乌鲁木齐市医学会肾脏病专业委员会委员；许公平学术经验继承人。参与多项国家、自治区级糖尿病科研项目，先后发表论文20余篇。多次参与国家级糖尿病及糖尿病肾病的课题研究。

序　一

　　仆初识许公平主任,迄三十余年矣。斯时彼我俱当少壮,论齿,仆长许六岁,然不敢以兄自居。悦其风雅潇洒,而与倾谈,颇极蕴藉;复意公平其名,窃以"许公"称之。今过花甲,直谓许公,谅无不可。近闻其弟子邓德强博士等所编《许公平临证经验集萃》行将付梓,仆以相知故,自荐为序而蒙允,竟勿论许公之心许与否也。

　　许公已为第四批全国老中医药专家学术经验继承工作指导老师,后受国家中医药管理局资助建立其名医工作室,近又荣获新疆中医民族医名医称号。此许公敬业为民、孜孜矻矻、尽心竭力之所钟,亦党政领导、医界同道、社会民众之所属望欤!仆尝谓:欲成名医,先做明医;常为明医,乃成名医。自古名医,扁仓仲景,自无须论,即隋唐孙思邈,金元之刘、李、张、朱,明之立斋、景岳,清之天士、生白,等等大家巨擘,皆明而后名者。今时之医,因明而名,非徒沽名者,正复不少,许公其有焉。

　　明医者何?既明医理,尤明事理;不自误,犹不误人者也。然做明医,却非易事,以世俗迷茫,误解中医者向多也。宋代施发《察病指南》谓:"医之为学,自神圣工巧之外无余说。今人往往遗其三而主其一。一者何?切而知之谓之巧也。然亦曷尝真见其所谓巧者,特窃是名以欺世耳。"此盖医者之不明,既自误,复误人;或本自明,反逐流波,故弄玄虚,专以误人,实亦自误也。有不明之医者,便有不明之病人。清代程国彭《医学心悟》"百误歌"曰:"病家误,不直说,讳疾试医工与拙,所伤所作只君知,纵有名家猜不出。"此盖病者之不明,辄自误,却不自知;又易为庸医所误,更莫之觉也。倘病人自明,则明医乐之,虽庸医岂敢轻欺乎?宋代苏轼曰:"我有疾必尽告医者,然后诊脉,虽中医(中等水平医生)亦可治疗;我但求愈疾尔,岂以困医为事哉。"似东坡之就医,洵明智者矣。然至今日,不明之医者非少,不明之病人仍多。病人只许号脉,不言病情,欲医生凭脉而数说症状,以困医为事;医生遂有迎合病人者,神其三指而不假问病,以玄闳为能。两相诱导,蔓及社会,误以为中医本当如是焉。愚哉病者! 自知之症状反求诸医猜,不知之病机复不之问,自认得之,实已失之矣。忍哉医者! 不以救死扶伤为己任,未思取法乎上而尽神圣工巧之妙,无惮乎失察误辨而治法无着,反藉脉自炫,以欺愚昧,若是则等而下之矣,遑论其德艺如何耶?

　　病者不明,固无足怪;医者不明,亦复何堪? 是故凡业医者,必当自明,而后明人;以明而名,方为良医;否则实庸劣之辈耳。虽然,明医良医,非自封也,尚需临证验之。仆曾设问:何以权衡中医之高下? 而应答参差,鲜少公允。或谓:不假问诊,切脉便知所病者为上医。仆曰:四诊未得合参,此偏医也,奚可言上! 或谓:望闻问切,辨证准确者为上医。曰:精于辨证,未必长于论治,不足言上。或谓:理法方药,凿凿相扣者为上医。曰:病为本,工为标;工固工矣,其惟标耳,无与本合,病未必服,仍难允上。或谓:病既为本,则病人多者为上医。曰:尝有巫媪神汉,乞见者盈门,其何足道哉! 病人之众寡,乌可为凭乎? 或谓:疗效显著,求治者夥,可为上医。曰:得矣! 医者四诊合参,不随庸俗,不听恭维,惟务堤疾保健;病人口碑相传,不为号脉,不慕巧说,专望愈病养生:斯医也,可登上医之列。吾观许公之为医,勤学博采,精益求精;望闻问切,审慎辨证,不假三指臆说妄言;立法允当,构剂平和,无以偏方癖药卖弄;治疾多验,诣诊者络绎接踵:则谓之明医良医,殆无愧欤!

　　许公治学严谨,医术精淳,兼又为人质朴,宽厚礼让,是以徒生同道,咸乐与处。至其为师也,传道授业,明正无私;答疑解惑,谆谆不倦;提携后学,举贤荐能:屡为弟子称道。故其诸多徒生,业已功业卓著,翘楚医林矣。如本书主编邓德强主任医师,以北京中医药大学博士研究生毕业而师从许公,致力于糖尿病防治研究,术业陡进,学验日丰,因科研与临床硕果,膺获全国百名杰出青年中医、卫生部创先争优先进个人等多项荣誉,今已升任医院副院长而领军一方。两位副主编肖艳与周江,亦许公弟子辈,俱为主任医师,分担乌鲁木齐市中医医院内分泌一、二科主任,以谦恭好学,锐意进取,已然学有所成,业绩斐然,独当一面。他如何慧、赵飞、莎依娜、梁伟娟、徐坦、许雷鸣、杨明霞等,亦亲炙门墙,而受教许公者,皆着力学业、奋发上进之士。缘于许公与徒生之精求术业,持虚授受,团结奋进,其内分泌科业已建成国家中医药管理局重点专科。古谓得人和者业易成,良有以哉!

《许公平临证经验集萃》一书,分上下两篇,上篇专论糖尿病及其并发症临证治疗方略与验案,下篇举述内外妇科及五官科数十种常见病证调治案例,复将许公学术论文举要于附篇。书内医论朴实,医案纯真,医理明晰,鲜少臆测;而文意通畅,修辞质直,不假粉饰,不芜不枯。无论医者之欲取经于兹而提高技艺,或患者之欲捡方于兹以自我保健,均可从中受益,且能启人心智。其确乎医道之书! 又岂止医道之书而已耶? 因是书而及许公,而及其徒生,絮语如此,权以为序。

新疆中医药学会会长、新疆医科大学教授　周铭心　谨题
2017 年 7 月,岁在丁酉

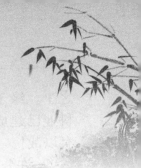

序　二

　　中医学是中华文化历史长河的一条支流,在人类文化的氛围中生生不息,有着旺盛的生命力屹立于古今学科之林。中医学作为一门独立的医学延续至今,不仅有着悠久历史的传承,同时也不断获得新的生命力而不断发展、不断进步。中医人,在为广大患者解除病痛的同时,在继承和发扬中医学的道路上有着不可或缺的位置。唐代孙思邈曰:"人命至重,有贵千金,一方济之,德逾于此,故以为名也。"许公平主任医师作为第四批及第六批全国老中医药专家学术经验继承工作指导老师、名医工作室专家,致力于中医临床和科研工作40余年,具有丰富的临床经验,对中医内科疾病的诊治,总结前人的诊疗经验,结合自身的从医经历,得出独到的见解。

　　中医学传承至今,并承上启下,无数中医者继承发扬光大。其中对名老中医的经验挖掘具有十分重要的意义。许老热爱中医事业,从医四十余载,诊治疾病精益求精,推陈出新,善于总结,且疗效显著,深受患者喜爱,同时培养带徒数名中青年骨干,长期跟师抄方,并归纳精选临证方药,最终汇集成书。本书全面挖掘、整理了许老中医临床经验,着眼细微,思路缜密,恣意透彻,条分缕析,言简意赅,具有临床价值、理论价值、文献价值,进一步推动了名老中医学术经验之继承与发展,亦是对新疆中医学术发展作出的贡献。

　　读书之余,浅浅而谈,是为序。

乌鲁木齐市中医医院院长　李崇瑞

2018 年 7 月

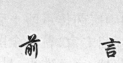

前　言

　　阅读名医医案,是中医传统的学习与研究的方式。医者有案,始于仓公,谓之诊籍。明代以《名医类案》为例,对于名家医案进行整理,对于医案研究逐渐风行海内。近代医学家恽铁樵在当年激烈的中西医论争中,曾清楚地认识到整理医案的重要性。他说:"我国汗牛充栋之医书,其真实价值不在议论而在方药,议论多空谈,药效乃事实。故选刻医案乃现在切要之图。"(《清代名医医案大全·序》)中华人民共和国成立后,医案的整理成果最为显著,不仅再版了一批著名的古代名医医案,而且一大批近现代名老中医的医案经过整理而出版,民间的散在的名医医案得到发掘和整理。

　　许公平主任医师是全国著名的中医学家,第四批、第六批全国老中医药专家学术经验继承工作指导老师,2012年全国名老中医药专家传承工作室建设项目专家,从医40余年,学验俱丰。这本《许公平临证经验集萃》由其弟子邓德强、肖艳、周江主编,余弟子赵飞、何慧、莎依娜、许雷鸣、梁伟娟、徐坦、许馨予、王迪、王丽芳、王晶、郝丛莉、马丹、张淼等参与编写。作为许公平的学术传人深感责任之重,为发扬师道,编者将随许公平临证的部分医案收集整理分类编纂,以期真实反映一代名医的学术成就,而在整理过程中不断学习,不断揣摩许公平临证思维,查询文献资料,相互讨论,频频向许公平求证,深感中医之博大精深,时有"路漫漫其修远兮,吾将上下而求索"之叹,更使我等得到进一步的提升。

　　本书分上下两篇,上篇专论糖尿病及其并发症临证治疗方略与验案,下篇举述糖尿病合并内外妇科及五官科数十种常见病症调治案例,并将许公平学术经验论文附于后篇。

　　本书有幸请到周铭心教授、李崇瑞院长作序。周铭心教授为新疆医科大学中医学院主任医师、教授,博士研究生导师,享受国务院政府特殊津贴专家,第四批、第六批全国老中医药专家学术经验继承工作指导老师,第一批全国中医药传承博士后合作导师,全国名老中医药专家传承工作室建设项目专家,首届全国名中医,首届新疆中医民族医名医。其序言文采斐然,字字珠玑,足见周教授之底蕴深厚。

一并鸣谢乌鲁木齐市中医医院医务部、科教科、财务科等职能科室在本书成书过程中给予的大力支持,及我院孙红友医师为本书修改勘误。

因编者水平所限,虽反复校对核查,但书中难免疏漏不足,敬请诸同道指正。

编者

2019 年 10 月于乌鲁木齐

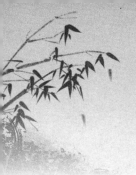

目　录

附篇 许公平学术经验论文举要

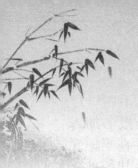

许公平医涯事略

　　许公平,男,汉族,1954 年 11 月出生,主任医师,乌鲁木齐市中医医院国家中医药管理局"十一五"重点专科糖尿病科主任,第四批、第六批全国老中医药专家学术经验继承工作指导老师,中华中医药学会糖尿病分会委员,新疆中医药学会理事,新疆青年中医药研究会委员,自治区高级职称评审委员会中医、中西医结合高评委专业组委员,新疆内分泌学会常务委员,《新疆中医药》杂志编委,新疆医疗事故鉴定委员会委员,乌鲁木齐医学会医疗事故技术鉴定委员会委员等。多次参加国际、国家级的学术研讨会,公开发表学术论文 20 余篇。

　　时光荏苒,岁月更续,许公平几十年如一日,怀着对卫生事业的无限忠诚,以坚定的信念为中医事业默默耕耘,以高尚的医德全心全意为患者服务,以精湛的医术为广大患者带来福音,认真履行着"大医精诚"的誓言,躬耕杏林育英才,妙手仁心济苍生,在全心全意为患者服务的医涯中不懈努力,成绩突出,深受当地群众的爱戴和好评。

扎根边疆,无私奉献

　　许公平 1978 年毕业于上海中医学院(现上海中医药大学),本有机会在当地行医,但他毅然回到了医疗资源稀缺的西北边陲——新疆,这一干就是 30 多年。在这几十年的工作中,他不断锤炼自己,工作上兢兢业业,尽职尽责,赢得了群众的爱戴和信赖,享有很高的声誉。在业务工作中,他做到了"三个坚持":坚持不脱离临床,定期门诊,组织、主持院内外疑难病例会诊及危重患者的救治;坚持亲手撰写医学学术论文;坚持带教实习生、进修生,亲自指导青年医生解决疑难问题,开展专科业务授课讲座。

　　日复一日,年复一年,许公平总是踏着清晨的第一缕曙光来到患者中间,时常最后一个拖着蹒跚的步子离开医院,但从不叫一声"苦"。1990年,南北疆爆发非甲非乙型肝炎,许公平积极报名加入应急医疗队。作为带队队长,他主动要求到基层医院去,并在当地恶劣的条件下圆满完成了各项工作任务,然而就是这次下乡却使他落下了一身的疾患——痛风性关节炎。现在病变部位已出现严重的关节变形,对日常生活工作造成了一定的影响;但对于此,就在别人问及时他也从不多说,依然坚持一线工作,积极参加义诊活动,为广大患者解除病痛。自参加工作以来,先后多次被授予市级劳动模范、先进工作者、优秀共产党员等荣誉称号。

心系患者,精益求精

中医作为中国文化的一部分,包含着仁爱至善、公正诚信等深厚的中华美德。这种美德也体现在许公平的日常工作中。他视患者疾苦为自己的疾苦,可谓是等同身受;视患者为亲人,以真心换真情。从医以来,许公平始终坚持"只看病情,不看背景"的原则。在他眼里,患者没有贫富、贵贱之分,对任何人都一视同仁、尽心救治,他敬重的只有生命。他曾有很多机会调到内地或更好的医院去,但都放弃了,因为他舍不得这片土地,舍不得这里需要他的患者,为了患者他"博极医源、精勤不倦",使自己的医术精益求精,把减轻患者的疾苦作为自己毕生的追求。

记得一天,几个焦急的家属推着一位面色苍白、形销骨立,74岁高龄的糖尿病肾病女患者来到许公平的诊室。当时患者连坐立都困难,精神萎靡,语气低弱,全身浮肿,重度贫血。在被多家大医院确诊为"尿毒症"必须透析时,全家绝望了。因患者家庭经济困难别说透析就是住院费都得七拼八凑,得知许公平是这方面的专家就慕名而来。希波克拉底曾说过:"医生治病有两种武器,一是药物,一是语言。"这在许公平身上得到了很好的体现。经严格检查后,许公平同意了患者的要求——采取中西医结合的保守治疗试试,并向患者介绍了以往成功的病例,使患者从心理上树立了战胜疾病的信心。在随后的治疗期间,许公平查阅了大量的国内外文献资料,从古老的《黄帝内经》到现代肾病学的最新研究进展,结合自己的临床经验为患者精心调治,渐渐的,患者的病情终于有了好转,患者和家属脸上浮现出久违的笑容。类似的病例还有许多,当患者和家属万分感激时,许公平总是说:"这是我们医疗工作者应尽的责任!"

学风严谨,创新发展

许公平致力于中医临床和科研工作30余年,潜心钻研典籍、博览各家之说,并积极汲取现代医学知识,可谓"勤求古训、融会新知"。自20世纪80年代以来,开始从事糖尿病及其并发症的临床诊治和研究,在长期的临床实践与理论研究中,逐步形成了从脾胃论治糖尿病的学术思想。许公平通过临床实践发现糖尿病发病多因长期恣食肥甘醇酒厚味,而致滞胃碍脾,湿热内蕴,久而内热炽盛则耗伤津液,热盛化火则消谷善饥,故而出现口渴喜饮、多食易饥;或因久坐少动,过度安逸,气血运行不畅,脾胃运化失常,而致膏脂痰湿内盛,蓄于肌肤,则致身形肥胖甚至肿满而发病。正如《素问·奇病论》所云:"此肥美之所发也,此人必数食甘美而多肥也,肥者令人内热,甘者令人中满,故其气上溢,转为消渴。"《素问·通评虚实论》又曰:"消瘅……肥贵人,则高粱之疾也。"基于此,在中西医结合的基础上,突出中医特色,发挥中医优势,创立了以"健脾利湿、清胃泻火"法为核心的治疗糖耐量低减、2型糖尿病的中医药治疗体系,并研究出了一系列治疗糖尿病及并发症的有效方药。

鉴于中药汤剂煎服不便,为方便患者用药,许公平潜心研发院内中药制剂消渴健脾胶囊、三消康胶囊。其中,消渴健脾胶囊应用于临床至今已近20年,通过多年的临床观察,发现其在逐步减少西药的用量和种类情况下,能有效控制血糖,能改善患者的临床症状和体质,并对糖尿病并发症有不同程度的改善和延缓疾病进展的作用。目前,许公平又通过研究创制了治疗糖尿病肾病的渴肾康、治疗糖尿病视网膜病变的渴目清、治疗糖尿病周围神经病变的渴经通、治疗糖尿病性阳痿的渴萎康、治疗糖尿病合并心脏病的渴心通、治疗糖尿病合并脑血管病的渴脑通等协定处方,并对其进行临床观察,准备研发新的院内制剂。许公平在临床工作中注重发挥中医传统疗法,将中医特色明显的诊疗技术应用于临床,开展运用中药熏洗与足底反射治疗、穴位贴敷、腹针、温灸、中药灌肠等中医特色疗法,并积极引进中医治疗新技术"平衡针法"用于糖尿病的治疗,使糖尿病及其并发症的中医诊疗逐渐规范化、系统化,深受广大患者的欢迎和认可。

在临床科研中,许公平努力开拓创新,于1997—2001年主持进行了"渴必康胶囊(即消渴健脾胶囊)治疗消渴病(糖尿病)的研究",经临床验证疗效确切,获得科学技术成果鉴定证书,并获市科技进步奖四等奖。2001年参与的"感染(败血)症菌群同步培养法和快速药敏技术推广应用研究"获市科技进步奖三等奖。2008年参与指导的"消渴健脾胶囊对乌鲁木齐市汉族、维吾尔族IGT人群糖尿病预防的前瞻性观察"获批自治区卫生厅专项科研基金项目,2009年参与指导的"平衡针法对乌鲁木齐社区糖耐量低减人群糖尿病进展的干预性研究"获批乌鲁木齐市科学技术局科研项目。

2008年国家中医药管理局开展第四批全国老中医药专家学术经验继承工作,他成为新疆地区仅有的7位入选指导老师之一(其中3位为民族医),并确定两名学术继承人——王冬云副主任医师、虞梅副主任医师,而学术继承人将学习和总结许公平的中医学术思想与临床经验,使其得以传承。

以人为本,科学管理

严谨的工作态度、科学的管理方法,使许公平成为科室优秀的带头人。2008年,在他的带领下,乌鲁木齐市中医医院糖尿病专科被定为国家中医药管理局"十一五"计划确立的25个国家级糖尿病重点专科之一。在他本人指导下,建立和优化了本专科3个重点病种的中医诊疗方案,并被国家中医药管理局评定为优秀。在他的指导下,科室制订了可行的有中医特色的饮食、运动处方,开展了每月1次的"糖尿病健康教育大课堂",护理上开展了耳针、太极拳等中医特色治疗。2008年、2010年相继举办自治区继续教育Ⅰ类项目及国家级继续教育项目,吸引了区内外众多医护人员参加学习。

作为科主任、学科带头人,许公平十分注重人才培养和梯队建设。目前,在他的指导下,乌鲁木齐市中医医院糖尿病专科已由一个科室发展为共拥有80多张床位的三个科室,并拥有一名博士、四名硕士，对糖尿病及其不同并发症的中医诊疗各有所长，对糖尿病（消渴病）及其不同并发症的中医诊疗的研究不断深入。几年来，科室保持了"零投诉"的记录，锦旗、牌匾、感谢信不计其数，大家都异口同声地说："许主任功不可没。"他却说："一切都是为了病人。"寥寥数语，表现了一位医生朴素的情怀。他正是以这种无私奉献的精神履行着医生的职责，捍卫着医生的形象。

随着专科建设的不断深化，专科的各项工作登上了一个新的台阶。在 2010 年国家中医药管理局组织的中医医院管理年检查中，得到专家的认可。专家组在对专科评审时认为：在糖尿病的治疗上能结合新疆地域特点，有自己的特色，非药物治疗形式丰富。目前，糖尿病专科的重点病种门诊中医药治疗率达到 85% 以上，住院中医药治疗率达到 70% 以上。院内制剂使用率明显提高，现已达到 90% 以上。门诊量及住院患者数增加 60% 以上，糖尿病专科收治率达 80% 以上，并且吸引了区域内外，甚至周边国家的糖尿病患者来我院就诊，为医院创造了良好的社会及经济效益。

一分耕耘，一分收获；妙手回春，誉满杏林。许公平正是以医生高度的责任感和对业务工作精益求精的态度在平凡的岗位上默默地实践求索，将一名医务工作者的爱心无私地奉献给每一位患者；以他严谨的学术、科学的管理，为糖尿病的防治事业培养了得力的接班人，为这个伟大的事业谱写了一曲绚丽的诗篇。

上篇

糖尿病证治经验

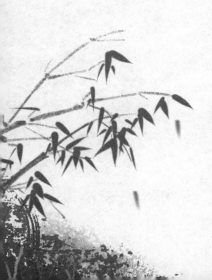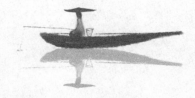

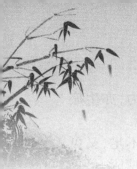

糖尿病本病

一、证治梗概

（一）病因病机

现今的糖尿病属于中医"消渴"范畴。消渴之名始于《黄帝内经》。《素问·奇病论》谓："此肥美之所发也,此人必数食甘美而多肥也,肥者令人内热,甘者令人中满,故其气上溢,转为消渴。"消渴病多由先天禀赋不足,素体阴虚,复因饮食失节,情志不遂或劳欲过度所致。病初以燥热伤津为主,渐致阴津不足,病久则气阴两虚及阴阳两虚。其病位主要在肺、脾(胃)、肾。

1. 病因

（1）饮食失节:长期过食肥甘、醇酒厚味,损伤脾胃,可致脾胃运化失司,积热内蕴,化燥伤津,消谷耗液,导致消渴。

（2）情志不调:精神刺激或长期郁怒,五志过极,则气机郁结。郁久化火,火热炽盛,可上烁肺津、中灼胃液、下耗肾阴而致消渴。

（3）劳欲过度:房事不节,劳欲太过,则肾精亏耗,虚火内生。阴虚火旺,消灼津液而发为消渴。

（4）禀赋虚弱:先天禀赋不足,五脏虚弱,特别是肾脏素虚、阴虚体质者是消渴病的重要内在因素。

2. 病机　主要有以下特点:

（1）阴虚为本,燥热为标:阴津亏损则燥热偏盛,两者又互为因果,阴愈虚则燥热愈盛,燥热愈盛则阴更虚。消渴的主要病位为肺、脾、胃、肾,其中以肾尤为关键。

（2）气阴两虚,阴阳俱衰:阴阳互根互用,消渴病情迁延,可阴伤及气,常见气阴两虚之证,日久则阴损及阳,出现阴阳俱虚、肾脾两衰的证候。

（3）正气不足,瘀血内生:阴虚内热,损津耗液,则血脉为之虚涩而成血瘀。气阴两虚或阴阳两虚,血液生化乏源、运行无力,亦生瘀血,血瘀又使血脉不通,脏腑失养,因此消渴常与瘀血有关。

（4）脏腑虚损,变证百出:消渴病久,脏腑虚弱,正气不足,又可出现多种变证。如肺失滋润,可并见肺痨;心失濡养,血脉痹阻,可见胸痹心痛;血脉失养,经络不和,可见肢体麻木等。

（二）证治方药

基本证型及方药如下:

1. 热盛伤津

主症:口干咽燥,烦渴引饮,多食易饥,尿频量多,大便燥结甚至闭结不通。舌干红、苔黄燥,脉滑数。

分析:由于饮食不节,积热于胃,酿生内热,肺热炽盛,津液耗伤,以致机体失于滋润、濡养而饮水自救,故见口干咽燥、烦渴引饮;胃为水谷之海,主腐熟水谷,今胃热炽盛,则消谷善饥;胃热灼伤肺阴,致肺失输布治节之能,使水谷精微不能散布于周身,转而直入膀胱,故而尿频量多;阳明热盛,伤津劫液,致使肠燥津枯,故大便燥结,或便闭不通;舌干红、苔黄燥,脉滑数,乃热盛伤津之象。

治法:清热生津。

方药:白虎承气汤合增液汤加减。

| 石膏 30g | 生大黄 6g | 麦冬 6g | 生地 10g |
| 山药 10g | 知母 10g | 天花粉 6g | |

方中石膏善能清热,以制内盛之热,大黄泻热逐实、通利大便,共用清燥热、泻实火;麦冬润肺益胃、生津润燥,配以生地、山药、知母、天花粉,清热养阴,生津止渴。诸药相合,清热生津,滋阴润燥。

中成药:三消康胶囊（院内制剂）。功能滋阴补肾,清胃泻火,生津止渴。口服,每次 2~4 粒,每天 3 次。

2. 脾失健运、湿阻中焦

主症:口干欲饮或不欲饮、多尿,倦怠乏力、肢体困重,汗出较多,胸脘满闷,大便溏泻或黏腻不爽,舌质淡体胖、苔白厚腻,脉濡滑。

分析:消渴病日久或过服苦寒之品,脾失健运,脾虚不能运化水湿,湿邪阻碍中焦,津液失布则口干欲饮或不欲饮;湿为阴邪,其性重浊,为其所伤则水谷精微不能滋养周身而倦怠乏力、肢体困重;气机不畅,营卫失和则汗出、胸脘满闷;谷气下泄从大便而出,则大便溏泻或黏腻不爽;气虚湿盛,故而舌质淡体胖、苔白厚腻,脉濡滑。

治法:健脾利湿。

方药:平胃散加减。

苍白术各 10g　　茯苓 10g　　　土茯苓 10g　　车前子 10g

生苡仁 30g　　冬瓜皮 30g　　厚朴 6g　　　佩兰 10g

方中苍白术、茯苓、薏苡仁燥湿健脾,配合厚朴、佩兰行气、消满、祛湿,湿化气行则脾运自健;另辅以土茯苓、车前子、冬瓜皮使湿浊由小便而利。诸药相合,健脾化湿、行气利浊。

中成药:消渴健脾胶囊(院内制剂)。功能健脾燥湿,行气和胃,祛湿化郁。口服,每次 2~4 粒,每天 3 次。

3. 肺肾阴虚

主症:口渴咽干,自汗盗汗,腰膝酸软,耳鸣、齿摇,皮肤干燥、瘙痒。舌红、苔少欠津,脉细数。

分析:肺肾阴虚,虚火上扰,上灼肺阴,肺伤津液不得输布,不能滋润口舌,故口渴咽干;虚热迫液外泄,故自汗盗汗;肾虚、精血不足,则腰膝酸软,耳鸣、齿摇;津液亏虚,不能濡养肌肤,故见皮肤干燥、瘙痒。舌红苔少,脉细数,亦为阴虚内热之象。

治法:养阴益肾。

方药:二至丸合麦味地黄汤加减。

女贞子 10g　　墨旱莲 10g　　麦冬 6g　　　五味子 10g

生地 10g　　　山药 10g　　　山茱萸 10g　　丹皮 10g

黄芩 10g　　　茯苓 10g

方中墨旱莲、女贞子、山茱萸合用同补肝肾之阴;麦冬润肺生津,配以五味子敛阴止汗;生地、山药相伍清热养阴,生津止渴;茯苓和山药健脾并肺肾同补;丹皮、黄芩以泻阴火。诸药相合,滋补肺肾。

二、验案举例

(一)糖尿病热盛伤津案

案一　郑某,女,52 岁,以"口干、多饮、多尿 6 年,加重 3 个月"为主诉,于 2013 年 9 月 9 日由门诊以"2 型糖尿病"收住入院。

症见:神志清,精神欠振,口干、多饮、乏力、多尿,视物模糊,迎风流泪,双下肢无水肿,纳可,寐安,大便干,小便频、每夜 2 次。入院随机血糖 7.3mmol/L。

中医诊断:消渴病(热盛伤津)。

西医诊断:2 型糖尿病。

中医治以清热生津为法,拟白虎承气汤合增液汤加减。

石膏 30g   知母 10g   生地 10g   麦冬 10g

五味子 10g   厚朴 6g   天花粉 10g   莱菔子 30g

女贞子 10g   火麻仁 30g

服用后口干、多饮、乏力症状消失。

按:消渴病以阴虚为本、燥热为标,阴津亏损,燥热内结,津液不足,发为此病。患者由于饮食不节,积热于胃,酿成内热,阳明热盛,津液耗伤,以致机体失于滋润、濡养而饮水自救,故见口干、多饮;胃为水谷之海,主腐熟水谷,今胃热炽盛,则多食易饥;胃热灼伤肺阴,致肺失输布治节之能,使水谷精微不能散布于周身,转而直入膀胱,故而尿频量多;阳明热盛,伤津劫液,致使肠燥津枯,故见大便干燥;舌红苔黄燥,脉滑数,乃热盛伤津之象。本方选石膏清除内盛之热、麦冬润肺益胃、生津润燥,配以生地、知母、天花粉、五味子、女贞子清热养阴、生津止渴,莱菔子、厚朴、火麻仁消食除胀。诸药相合,清热生津,滋阴润燥。

案二 闫某,男,54 岁。

糖尿病病史 3 个月,目前使用口服降糖药物,空腹血糖控制在 7~9mmol/L,餐后血糖控制在 8~11mmol/L。自诉口干、喜饮,多食易饥,动辄汗出,尿频、尿多,为求进一步改善临床症状,来我院就诊。查舌红苔黄,脉滑数,询问患者后得知患者食量较大,难以控制,寐佳,大便调。根据舌脉证,此属热盛伤津之证,治以清热生津,拟白虎汤合二至丸加减。处方:

石膏 30g   淡竹叶 9g   知母 10g   黄芩 10g

黄连 6g   黄柏 10g   天花粉 6g   女贞子 10g

墨旱莲 10g   麦冬 10g   五味子 10g   鬼箭羽 10g

翻白草 10g

水煎 400ml,每天 1 剂,分 2 次饭后温服,连服 7 剂。

复诊:诸症减轻,守方继服 7 剂。后诸不适症状消失。

按：《黄帝内经》最早提出胃肠热结、耗伤津液是消渴发病的主要机制。《金匮要略》将消渴独立成篇，首创白虎加人参汤、肾气丸治疗消渴。宋代之后提出"三病论"，经过金元时期医家发扬，消渴病的治疗体系逐步完善，归为"三消者，燥热一也"。明代时期又逐渐出现不同声音，戴思恭将益气放在首位，李梴重视补脾益肾，赵献可、张景岳等以治肾为本，周慎斋以调养脾胃为主。本例患者"三消"临床症状俱现，三焦热盛，故用白虎汤清气分之热，用黄芩、黄连、黄柏清利三焦之热。《医学心悟》有云"治上消者，宜润其肺，兼清其胃""治中消者，宜清其胃，兼滋其肾""治下消者，宜滋其肾，兼补其肺"，故清中上焦之热时，仍加用二至丸以滋肾阴，并用天花粉、麦冬、五味子滋阴生津。许公平治疗消渴，燥热多用石膏、知母、黄连、黄芩、黄柏；阴虚多用女贞子、墨旱莲，临床疗效佳。

（二）糖尿病脾失健运、湿阻中焦案

案一 张某，男，36岁，2013年8月12日初诊。

患者体胖，无明显口干，无多饮、多尿，困乏、下肢明显，胸闷，易汗出，舌胖大、苔白腻，脉濡滑。证属脾失健运，湿阻中焦。治以健脾化湿，平胃散加减。方药：

苍术 10g	白术 10g	茯苓 10g	厚朴 6g
车前子 10g	藿香 10g	佩兰 10g	陈皮 9g
黄芪 10g	葛根 10g	天花粉 10g	

按：《素问·奇病论》说："此肥美之所发也，此人必数食甘美而多肥也，肥者令人内热，甘者令人中满，故其气上溢，转为消渴。"许公平对于消渴病之脾失健运、湿阻中焦型患者，治以健脾化湿为法。本方中黄芪、苍术、白术、茯苓健脾气；天花粉、葛根养脾阴，厚朴、陈皮、佩兰取《黄帝内经》中所云"治之以兰，除陈气也"；许公平常云"治湿不利小便，非其治也"，故以车前子、茯苓利湿。其中葛根、黄芪与厚朴、陈皮相配，升降相因，使气机调畅；黄芪、苍术、白术、茯苓、天花粉、葛根燥润相济，利于恢复脾胃功能。

案二 张某，男，62岁，退休干部，3月10日来诊。

患者有糖尿病病史2年余，空腹血糖11.2mmol/L，餐后血糖16.8mmol/L，一般降糖药均无效，用胰岛素皮下注射后，空腹血糖降至7.5mmol/L，餐后血糖降至12.4mmol/L，口干明显，故来中医求诊。

症见身体偏胖,口干渴,饮水不多,肢体乏力、困重,小便短、色黄,大便黏腻不爽,口臭,舌苔厚腻,脉滑。辨证为脾失健运、湿阻中焦。治以健脾利湿。

苍术 10g	白术 10g	茯苓 10g	土茯苓 10g
车前子 10g	薏苡仁 30g	冬瓜皮 30g	厚朴 6g
佩兰 10g			

水煎 400ml,每天 1 剂,分 2 次饭后温服。

按:健脾利湿法适用于症见口干欲饮或不欲饮,多尿,肢体乏力、困重,汗出较多,胸脘满闷,大便溏泻或黏腻不爽,舌质淡体胖、苔白厚腻,脉濡滑的患者。方以平胃散加减。方中苍术、白术、茯苓、薏苡仁燥湿健脾,配合厚朴、佩兰行气、消满、祛湿,湿化气行则脾运自健;另辅以土茯苓、车前子、冬瓜皮使湿浊由小便而利。诸药相合,健脾化湿、行气利浊。

(三)糖尿病肺肾阴虚案

案一 李某,男,59 岁,乌鲁木齐人,2016 年 5 月 10 日来诊。

患者糖尿病病史 15 年,外院诊断为"2 型糖尿病",先后口服降糖药物,效果欠佳。2011 年患者在我院住院期间,调整治疗方案为门冬胰岛素 30 注射液早 15U、晚 16U 皮下注射,平素空腹血糖 7.0~8.5mmol/L、餐后血糖 10~11mmol/L,自觉口干、口苦,形体消瘦,易汗出,伴腰膝酸软等症,舌红、无苔,脉细数。证属肺肾阴虚,气虚不固。法当养阴益肾,滋阴敛汗。

女贞子 10g	墨旱莲 10g	麦冬 6g	五味子 10g
生地 10g	山药 10g	山茱萸 10g	牡丹皮 10g
黄芩 10g	茯苓 10g		

服药 7 剂,汗出缓解,但仍有腰膝酸软;上方加天花粉 12g,女贞子、墨旱莲增至 12g,又服 7 剂,症状较前缓解;持续用药 3 周后,诸症悉除。

按:许公平认为此案为消渴病肺肾阴虚之证,其阴愈伤则内热愈甚,内热愈甚则阴愈伤。肺主宣发、为水之上源,阴伤肺燥,津液失于敷布,则脾胃失其濡养,肾阴失其滋润。胃为水谷之海,脾主运化,为胃行其津液,胃阴亏耗,燥热内生,则消骨而不充肌肉,津液无所生而燥热内盛,又上灼肺液,下耗肾阴。肾主水藏精,为先天之本,肾阴虚则虚火内生,亦可上炎肺脾。《重订严氏济生方·消渴门》中有言:"消渴之疾,皆起于肾……益使肾水枯竭,薪火炽盛,三焦猛烈,五脏干燥。"加之患者病程迁延,阴虚燥热日久,热盛耗气,"壮火食气",故见上述诸症,辨为"肺肾阴虚"之证。许公平认为宜养阴益肾,佐以滋阴敛汗之法,方以二至丸合麦味地黄汤加减。

二至丸出自《医方集解》,由女贞子、墨旱莲按1:1的比例组成,有滋肝肾、补腰膝、壮筋骨之效,主治头晕目眩、腰膝酸软、阴虚出血及失眠多梦等症。麦味地黄丸出自《医级》,为六味地黄丸加麦冬、五味子而成,立意重在补肾阴为主,清虚热为辅。两方合用,共奏养阴益肾、滋阴敛汗之功效。

案二 何某,女,67岁,汉族,以"口干、多饮、多尿20年,伴胸闷、气短1个月"为主诉,于2013年9月10日11:00由门诊以"2型糖尿病"收住入院。

刻下症见:神志清,精神欠振,自诉口干、多饮、乏力、多尿,胸闷、心慌,略感视物模糊,纳食差,寐欠安,不易入睡,大便偏干、2~3天一行,小便1次/夜。

中医诊断:消渴病(肺肾阴虚)。

西医诊断:2型糖尿病。

中医治以养阴益肾,方如下:

麦冬 6g	五味子 10g	生地 10g	知母 10g
石膏 30g	竹叶 6g	女贞子 10g	墨旱莲 6g
黄芩 10g	黄连 6g	黄柏 10g	冬瓜皮 30g
车前子 10g			

水煎400ml,每天1剂,分2次饭后温服,服7剂。

并给予耳穴压豆治疗,取神门、三阴交、内分泌、心、肾等。

按:养阴益肾法适用于症见口燥咽干,自汗盗汗,腰膝酸软,耳鸣,齿摇,皮肤干燥、瘙痒,舌红苔少欠津,脉细数的患者。方以二至丸合麦味地黄汤加减。方中墨旱莲、女贞子合用补肝肾之阴;麦冬润肺生津,配以五味子敛阴止汗;生地、知母清热生津;黄芩、黄连、黄柏清热燥湿,泻火解毒;车前子、冬瓜皮使湿浊由小便而利;石膏、竹叶清除内盛之热。诸药相合,滋补肺肾。

案三 程某,女,74 岁。

糖尿病病史 17 年。近 1 个月感口干等症状加重,伴汗出明显,夜间汗多,于门诊口服中药汤剂效不佳。今日来诊,症见:口干,多饮,多尿,乏力,汗多,夜间明显,口唇、双足、左手指麻木,纳可,寐差,泡沫尿,夜尿 3~4 次,大便正常。舌红少苔,脉细数。辨证属阴虚火旺。治以滋阴降火、固表敛汗为法。

沙参 10g	五味子 10g	知母 10g	生地 10g
竹叶 6g	黄芩 10g	黄柏 10g	黄芪 10g
防风 10g	青蒿 10g	地骨皮 10g	浮小麦 30g
麻黄根 10g			

水煎 400ml,每天 1 剂,分 2 次饭后温服。

按:阴精亏虚,虚火内生,热逼津液外泄,故见汗出;阴虚有热而津液不足,故见口干。方中沙参、五味子、生地滋阴生津;知母、竹叶、黄芩、黄柏苦寒清热,泻火坚阴;黄芪、防风益气固表止汗;青蒿、地骨皮清退虚热;浮小麦、麻黄根固涩敛汗。7 剂而愈。

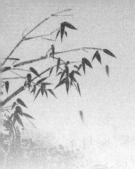

糖尿病肾病

一、证治梗概

（一）病因病机

糖尿病肾病（DN）是糖尿病的严重并发症之一，由糖尿病日久所致。早期，肾气虚，肾精不固，则精微下流；肾气虚、气化不行，则水湿内停，可出现水肿、蛋白尿。病情再进一步发展，气阴两虚进展为气血阴阳俱虚，水湿浊毒内停，闭塞三焦，五脏俱损，气机逆乱，则出现恶心、呕吐，以及尿少、无尿，大便秘结、神昏的危候。

（二）证治方药

中医辨证分型治疗：

1. 气阴两虚（早期）

主症：腰膝酸软，健忘，面色黧黄，少气懒言，易汗出，眼睑水肿，口干咽燥，或饮水不多，五心烦热，尿频尿多，舌淡红、苔少，脉沉细无力。

治法：益气养阴，滋补肝肾。

方药：六味地黄汤加减。

熟地黄 10g	山药 10g	女贞子 10g	墨旱莲 10g
山药 10g	茯苓 10g	黄芪 10g	坤草 30g
丹参 12g	车前子 10g		

2. 脾肾两虚，水湿内停（中期）

主症：神疲乏力，腰膝酸软，面色萎黄无光泽，纳少腹胀，眼睑及肢体浮肿，肢体困重、下肢尤甚，夜尿多，舌淡胖、苔白滑，脉数无力。

治法：健脾温肾，利水渗湿。

方药：五苓散加减。

白术 10g	白芍 10g	茯苓 10g	蝉衣 6g
泽泻 10g	猪苓 10g	桂枝 6g	生苡仁 30g

冬瓜皮 30g　　葶苈子 10g　　鹿含草 10g

3. 浊毒内停（晚期）

主症：倦怠乏力，面色萎黄无光泽，恶心呕吐，头晕、头昏，遍身水肿，腰酸难忍，心悸怔忡，小便不利，舌淡暗、苔白厚腻，脉沉弦。

治法：化浊降逆。

方药：温胆汤加减。

陈皮 10g　　　半夏 6g　　　土茯苓 10g　　竹茹 10g

枳实 10g　　　白术 10g　　猪苓 10g　　　泽泻 10g

车前子 10g

加减：大便不通，可加生大黄 6g 或制大黄 10g；瘀血较重者，加丹参 10g、地龙 10g、路路通 10g、泽兰 10g、赤芍 12g；水肿甚，加入冬瓜皮 25g、赤小豆 15g、大腹皮 12g、车前子 12g 等；呕恶严重者，加藿香 10g、砂仁 5g、苏叶 10g；夜尿频，加覆盆子 12g、桑螵蛸 12g。

针对糖尿病肾病后期浊毒内停，可以采用中药保留灌肠：以红花 10g、败酱草 30g、生大黄 10g、煅瓦楞 30g、鹿含草 15g、槟榔 15g 等，浓煎 100ml，保留灌肠，每天 1 次。

二、验案举例

案一　孙某，男，62 岁。2005 年 8 月 22 日初诊。

12 年前诊为"2 型糖尿病"。3 年前无明显诱因出现乏力、腰酸、浮肿，于哈尔滨医科大学附属第二医院就治，查尿蛋白（+），诊断为"糖尿病肾病"，予黄葵胶囊等治疗，未好转。半月前新疆医科大学第二附属医院查尿蛋白（+++），肾功能示肌酐（Cr）116.4μmol/L，诊为糖尿病肾病、慢性肾功能不全（氮质血症期），为求中医治疗来诊。症见：乏力、腰酸痛，舌质淡红，苔白，脉沉细。查肾功能示 Cr 115.8μmol/L，血尿素氮（BUN）6.53mmol/L。血脂示胆固醇（CHO）6.43mmol/L，甘油三酯（TG）2.45mmol/L。血糖：空腹 8.0mmol/L，餐后 17.1mmol/L。内生肌酐清除率 77.4ml/min。尿液分析：尿蛋白（+++），红细胞（RBC）8~10 个 /HP。B 超：双肾实质稍改变。胸透：高血压性心脏病。眼底：糖尿病性视网膜病变Ⅳ期。

治法：滋补肾阴，利湿活血。方以六味地黄丸加减。处方：

熟地 10g	山萸肉 10g	山药 10g	茯苓 10g
丹皮 10g	泽泻 10g	黄芪 10g	车前子 30g
牛膝 10g	益母草 30g	丹参 12g	地龙 10g
路路通 10g			

7剂，水煎服，每天1剂。

复诊：一服后，乏力、腰酸减轻。尿液分析：尿蛋白（++），尿隐血（+），RBC 3~5个/HP。于上方减黄芪，加滋补肾阴之品菟丝子10g、女贞子10g。

随访：续以上方服半月余，尿蛋白（+）~（++），血糖控制在正常范围，肾功能稳定。

按：糖尿病肾病主要以脾肾两虚多见，常夹瘀血证。本例糖尿病肾病大量蛋白尿，肾功能下降，以乏力、腰酸为主，证属脾肾两虚，兼见水湿、血瘀。治以六味地黄丸补肾滋阴为主，兼以利湿、活血。糖尿病肾病不论哪一期均有血瘀之象，活血化瘀之药为必用之品，只是轻重而已。许公平喜用地龙、路路通，认为地龙上行脑海、下行血海，能较好地改善血脉瘀阻情况；路路通行瘀而有利水之作用，适合肾病水肿患者。

案二 曹某，女，70岁，因"多食、消瘦10年，伴双下肢水肿2年"于1999年3月5日来诊。

现空腹血糖10.1mmol/L，神疲乏力，多食易饥，口干不欲饮，腰酸膝软，小便次多，大便时秘时溏，舌质淡暗、苔腻，脉细滑。24小时尿蛋白定量为0.8g/24h。

诊断：糖尿病肾病（脾肾两虚，水湿内停）。

治法：健脾温肾，利水渗湿。

方药以五苓散加减：

鹿含草 6g	黄芪 12g	白术 10g	茯苓 10g
猪苓 10g	蝉蜕 6g	冬瓜皮 15g	桑白皮 10g
泽泻 12g	泽兰 10g	丹参 10g	葶苈子 6g

经服汤药10余剂后，双下肢水肿渐消；服药32剂，24小时尿蛋白定量为25mg/24h。之后以我院制剂健脾补肾之"渴肾康胶囊"口服善后，至今安好。

案三 刘某,男,56岁。

患者既往有糖尿病、高血压、慢性支气管炎病史多年,双下肢浮肿半个月,困乏,腰部酸重,小便量多,大便溏泄,舌淡苔白腻,脉沉迟无力。查尿十项示尿糖(+),尿蛋白(+),尿隐血(++)。

中医辨证:脾肾两虚。

治则:利水消肿,理气健脾。

方药如下:

茯苓 10g	桑白皮 12g	陈皮 10g	槟榔 10g
生姜皮 10g	白术 10g	土茯苓 12g	猪苓 10g
苍术 10g	蝉蜕 6g	冬瓜皮 30g	车前子 10g
生苡仁 30g	玉片 10g	赤小豆 30g	

浓煎 400ml,每天 1 剂,早晚饭后温服 200ml。

复诊:困乏、腰部酸重等症状较前有所改善,但自觉气喘,活动后加重,小便量多,大便通调,舌淡苔略腻,脉沉缓。脾弱精微不化,脾虚湿盛,痰湿蕴肺,肺失宣降,故见肿盛而喘,可加麻黄、杏仁、葶苈子宣肺泻水平喘。

三诊:困乏、腰部酸重、气喘等症状较前有所改善,二便通调,舌淡苔薄白,脉沉缓。守方继进 7 剂而愈。

案四 张某,男,73岁。

既往有糖尿病、高血压病史,此次感口干、口苦,双下肢浮肿,大便质干、3 天 1 次,舌质黯红伴瘀斑、苔薄白,脉弦数。

辨证:脾肾两虚,水湿内停。

治则:健脾温肾,利水化湿。

方药如下:

白术 10g	生姜 10g	茯苓 10g	猪苓 10g
车前子 10g	葶苈子 10g	薏苡仁 10g	冬瓜皮 30g
赤小豆 30g	大黄 6g	番泻叶 6g	路路通 10g
地龙 6g			

浓煎 400ml,每天 1 剂,早晚饭后温服 200ml。

复诊:7 剂后,患者浮肿消失,诸症减轻。

按:中医认为糖尿病肾病属于消渴继发之水肿、尿浊、虚劳、关格、癃闭、溺毒等病证范畴。《圣济总录》曰:"消渴病久,肾气受损,肾主水,肾气虚衰,气化失常,开阖不利,能为水肿。"糖尿病肾病是本虚标实之证,其病机主要是糖尿病日久导致脾气虚弱、肾阴阳亏虚,故治疗以补肾健脾为主。案二至案四,方中猪苓、白术、茯苓、泽泻、鹿含草等是取《伤寒论》中五苓散之意,合鹿含草,以代桂枝,以健脾温阳、利水渗湿;因患者到了糖尿病肾病阶段常有气虚的表现,故用黄芪益气,而黄芪还取自《金匮要略》防己黄芪汤之意,以之合白术、冬瓜皮、桑白皮等健脾利水消肿。葶苈子、桑白皮等泄肺行水。大黄、番泻叶泻下导滞。久病多瘀,故加入丹参、泽兰、地龙等,化瘀通脉。诸药合用,共奏健脾益肾、化瘀消肿之功。许公平认为蝉蜕对肾病有较好的改善免疫反应作用,鹿含草补肾而不燥。

案五 李某,男,59岁,因口渴乏力8年,伴双下肢水肿3个月来诊。

肌酐187μmol/L,尿素氮16.3mmol/L,血红蛋白95g/L,红细胞计数3.0×10^{12}/L。可见:精神差,面色苍白,神疲、乏力倦怠,不欲饮食,略感恶心,双下肢中度水肿,大便不通,舌淡暗、苔厚,脉沉细。

西医诊断:2型糖尿病、糖尿病肾病V期,慢性肾功能不全合并贫血,高血压三级(极高危组)。

中医辨证为肾阳虚衰,湿浊内停,脉络瘀阻;治疗以温肾助阳,泻浊通络,予金匮肾气丸、温胆汤、五苓散加减。药用:

山药 10g	山茱萸 10g	黄芪 12g	当归 12g
陈皮 6g	半夏 6g	猪苓 10g	茯苓 10g
白术 12g	泽泻 10g	制附片 6g	鹿含草 10g

配合中药保留灌肠:以红花10g、败酱草30g、生大黄10g、煅瓦楞30g、鹿含草15g、槟榔15g等,浓煎100ml,保留灌肠,每天1次。

通过近3个月调治后,水肿消失,其他各项症状缓解,尿素氮12.3mmol/L,肌酐下降到156μmol/L,后稳定到125μmol/L左右。贫血逐渐该善,血红蛋白115g/L,红细胞计数3.6×10^{12}/L。

按:该病已经到了糖尿病肾病V期,失治、误治将很快就发展到尿毒症。许公平认为"糖尿病肾病到了晚期,多五脏俱虚,治疗当以脾肾为主,保护好先天脾和后天肾,则自有生机",故治疗以健脾温肾培补先后天、泄浊通络为法,采用金匮肾气丸、温胆汤、五苓散加减进行治疗。方中制附片、鹿含草、山茱萸温肾助阳,黄芪、白术、山药、茯苓、当归健脾益气、养血活血,陈皮、半夏、猪苓、茯苓、泽泻泄浊利水。诸药合用,共奏温肾助阳、泻浊通络之功。并配合灌肠以化瘀泄浊解毒,保持大便每天 2~3 次,促进浊毒的排出。通过约 3 个月的调治,病情得到控制,延缓了病情发展。

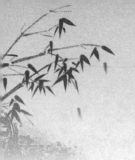

糖尿病视网膜病变

一、证治梗概

（一）病因病机

糖尿病视网膜病变（DR）是糖尿病的严重并发症之一。如《河间六书》所言："夫消渴者，多变聋盲目疾。"该病属中医"视瞻昏渺""血灌瞳神"范畴。许公平认为本病多由糖尿病日久所致，素体不坚、情致不畅导致肝肾损伤、瘀血阻络，肝血不足、肾精亏虚，精血不养眼目，或嗜食肥甘厚味之品伤脾导致湿瘀互结而致眼目瘀阻而血不养目所致。故治疗上强调肝、脾、肾同调，兼顾瘀血。

（二）证治方药

中医辨证分型治疗：

1. 脾虚湿盛、痰浊阻络

主症：头晕头痛，眼花目眩，常感眼前黑蒙，或如蛛丝飘浮，其色或黑或白或红，伴胸闷胀满，肢重纳呆，大便溏薄，舌淡红、苔白腻，脉濡滑为主。

治法：健脾化湿，化痰通络。

方药：温胆汤加减。

茯苓 10g	枳实 10g	苍术 10g	山药 10g
陈皮 10g	生苡仁 30g	甘草 6g	竹茹 10g
丹参 10g	大腹皮 10g		

加减：湿重苔腻，加厚朴；倦怠乏力明显者，加党参、黄芪，以补脾气；眼底有出血者，加用补中益气汤，以益气摄血。

2. 肝肾不足、水亏目暗

主症：目眩耳鸣，腰腿腿软，五心烦热，失眠口干，初起则感眼前有蚊蝇，或如隔云雾视物感，继则眼前时见红光满目，甚则一片乌黑，舌红苔薄少津，脉弦数。

治法:补益肝肾,益精明目。

方药:二至丸加减。

生地 10g	女贞子 10g	墨旱莲 6g	麦冬 6g
五味子 10g	竹叶 6g	知母 10g	桑叶 10g
茺蔚子 10g	枸杞子 10g	车前子 10g	五味子 10g
三七粉 3g			

加减:眼底出血,加丹皮、白茅根、墨旱莲、仙鹤草等,以凉血止血;出血日久不吸收者,为瘀血不去,新血不生,则加红花、桃仁、丹参,以活血化瘀、祛瘀生新。

3. 阴虚阳亢、火伤目络

主症:头晕目眩,急躁易怒,口苦咽干,目赤面红,耳鸣耳聋,骤然目盲,或视物色红或荧星满目,或黑影遮睛,舌红而少苔,或薄黄苔,脉细数。

治法:清热凉血,平肝明目。

方药:犀角地黄汤加减(犀角以水牛角代替)。

水牛角 10g	侧柏叶 10g	生地 10g	丹皮 10g
赤芍 10g	白茅根 10g	龙胆 6g	栀子 10g
石决明 10g			

加减:出血较多者,加用三七粉以活血止血,或合十灰散以加强止血之功;也喜用炭类止血药,如血余炭、地榆炭、茜草炭凉血止血,肝旺动风者加钩藤、僵蚕以平肝息风。

二、验 案 举 例

案一 罗某,女,45 岁。

糖尿病,口渴咽干,多尿,多食,易饥,乏力,视物模糊,大便不干、1~3 天一行。舌红苔少欠津,脉细数。

辨证属肝肾阴虚,肝火上炎,损伤目络。治以养阴益肾、清肝明目为法。

女贞子 10g	墨旱莲 6g	麦冬 6g	五味子 10g
竹叶 6g	知母 10g	桑叶 10g	菊花 10g
龙胆 9g	夜明砂 6g	血余炭 10g	地榆炭 10g

莱菔子 30g

服药 3 剂后,患者口干等症状好转;续服 7 剂后,视物模糊症状好转。

按:《黄帝内经》指出,肝"开窍于目""受血而能视"。许公平认为,消渴病日久,阴虚而内生燥热,燥热复又耗伤肝肾之阴,肝肾阴血不足,目失濡养,又阴虚内热,虚火上扰,灼伤目络,则视物模糊。因此,许公平治疗此病证擅从肾入手,重视濡养肝肾的同时而不宜运用燥烈之品,且肾为肝之母,虚则补其母,故治宜补肾。正如《儒门事亲》中所云:"故治消渴者,补肾水阴寒之虚。"

案二 张某,女,67 岁。

糖尿病病史 12 年,血糖控制不理想,2 年前突发左眼失明、眼底出血,1 个月前出现右眼视物模糊、视力下降、干涩,查糖尿病视网膜病变增殖期 Ⅱ 期伴出血,因患者有糖尿病、心肌梗死、高血压病史,未能行激光治疗。目前:头晕目眩,急躁易怒,口苦咽干,目赤面红,耳鸣耳聋,骤然目盲,或视物色红,舌红、薄黄苔。治以清热凉血、平肝明目,自拟清肝汤合犀角地黄汤加减。

龙胆 9g	夜明砂 6g	车前子 10g	密蒙花 10g
血余炭 10g	花蕊石 10g	大黄 6g	炒栀子 9g
水牛角 12g	生地 12g	赤芍 12g	地榆炭 10g
茜草炭 10g	白术 12g	茯苓 12g	

服 10 剂后,双眼干涩改善,右眼视物模糊减轻;23 剂后,右眼视物模糊明显好转。

按:患者平素性格急躁易怒,血糖常随情绪而起伏。正如《灵枢·五变》所云"怒则气上逆,胸中畜积,血气逆留,䐃皮充肌,血脉不行,转而为热,热则消肌肤,故为消瘅",指出了情绪不畅导致糖尿病各种并发症的出现。情志不畅,郁而化火,肝火上炎,伤及于目,故视物模糊;肝火灼伤目络,故眼底出血;心烦,急躁易怒,大便秘结、3 天一行,舌红苔黄腻,为肝火之象。方中龙胆、密蒙花、炒栀子清泻肝胆火;大黄快速撤热,引火下行;夜明砂、花蕊石、血余炭、赤芍化瘀止血;生地、血余炭、地榆炭、茜草炭凉血止血;白术、茯苓健脾,防止清火药物寒凉伤及脾胃。诸药合用,共奏清泄肝火、凉血和血之功。许公平认为,急性期当以凉血止血为主,可使用水牛角、血余炭等,为避免止血而出现瘀血,强调使用赤芍、花蕊石等凉血活血药,达到止血而不留瘀的目的。

案三 患者,女,55岁。

糖尿病9年,血糖控制不理想,2年前突发左眼失明、眼底出血,1个月前出现右眼视物模糊、视力下降、干涩,外院查眼底出血,因患者有糖尿病、心肌梗死、高血压病史,未能行激光治疗。下肢浮肿明显,舌淡苔黄腻,脉弦滑。

辨证:脾肾两虚,肝火上炎。

龙胆9g	夜明砂6g	车前子10g	密蒙花6g
血余炭10g	冬瓜皮30g	桑白皮30g	益母草30g
猪苓10g	土茯苓10g	白术10g	葶苈子10g
莱菔子30g			

服3剂后,下肢浮肿好转,仍感双眼干涩、视物模糊。调整汤药如下:

白术10g	车前子10g	葶苈子10g	猪苓10g
冬瓜皮30g	桑白皮30g	益母草30g	龙胆10g
夜明砂6g	花蕊石10g	血余炭10g	蝉衣6g
大黄6g			

服14剂后,下肢浮肿基本消失,双眼视物模糊明显好转。

按:《景岳全书·杂证谟·三消干渴》云:"消渴……其为病之肇端,则皆膏粱肥甘之变。"许公平治以标本兼治,运用健脾利湿、泻火明目、化瘀止血之法,治疗中抓主要矛盾,运用白术、猪苓、蝉蜕等重在健脾利湿,冬瓜皮、益母草等利水消肿;同时兼顾次要矛盾。如今通过现代检查手段,临床中糖尿病视网膜病变可出现眼底出血、渗出、水肿、血管增生等表现。许公平结合微观辨证,考虑到瘀血的病机,故方中同时配以花蕊石、血余炭,以奏化瘀止血之效。

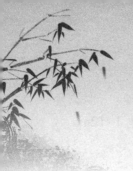

糖尿病皮肤瘙痒症

一、证治梗概

（一）病因病机

糖尿病合并皮肤瘙痒症的病因多由乎风、湿、热。根据性质的不同，可将风分为外风及内风。外风可伴见湿、热，即风湿、风热；内风又有阴虚生风、血虚生风及血瘀生风3种形式。糖尿病合并皮肤瘙痒症的老年患者多由于血虚风燥，肌肤失养，或脾虚湿蕴，外受风邪所致，冬季高发。青壮年多见血热生风，夏季高发。本病可以泛发全身，也可以局限于某些部位，最常见的如肛门、外阴等。全身性瘙痒最初局限于一处，继而逐渐扩大至身体大部或全身。初病以实证为主，久病多为虚、为瘀。

（二）证治方药

皮肤瘙痒症多由外风、内风和瘀血引起，治宜消风活血为主。

1. 风热证

症状：周身皮肤瘙痒剧烈，病情缠绵，皮肤肥厚呈苔藓样变，舌红苔薄黄，脉弦细。

治法：解表清热，搜风止痒。

方药：乌蛇祛风汤（《朱仁康临床经验集》）加减。

乌蛇 6g	蝉蜕 6g	荆芥 8g	防风 8g
羌活 10g	黄连 6g	黄芩 9g	金银花 10g
连翘 10g	甘草 6g		

2. 血热证

症状：皮肤焮红瘙痒，剧者搔破后可有血痕，受热痒增，遇冷痒减，伴有口干、心烦，夏季高发，舌红苔薄黄，脉滑数。

治法：凉血清热，消风止痒。

方药：犀角地黄汤加减。

生地黄 10g	丹皮 10g	赤芍 12g	丹参 12g
玄参 9g	白鲜皮 12g	紫草 12g	紫花地丁 12g
白蒺藜 10g	生甘草 6g		

3. 湿热证

症状:皮肤瘙痒,好发于下半身,舌红苔白腻或薄黄腻,脉弦滑。

治法:清热祛湿,消风止痒。

方药:自拟除湿祛痒汤加减。

薏苡仁 30g	冬瓜皮 30g	土茯苓 10g	佩兰 10g
白鲜皮 10g	蛇床子 10g	地肤子 10g	苦参 10g
浮萍 10g			

4. 瘀血证

症状:瘙痒剧烈,抓破后乌血流溢,皮疹呈黯红色,散布全身,或凝聚结块,或融合成片,舌质黯、苔薄,脉细涩。

治法:活血化瘀,消风止痒。

方药:桃红四物汤加减。

桃仁 10g	红花 6g	当归 10g	赤芍 9g
川芎 6g	薏苡仁 30g	丹参 12g	蝉蜕 6g
防风 10g	白鲜皮 10g	地肤子 10g	

以上均可配合外洗方:

| 苦参 15~30g | 败酱草 30g | 黄柏 15g | 当归 12g |
| 地肤子 12g | | | |

水煎外洗患处,每天 1~2 次。

二、验案举例

案一 张某,男,47 岁,回族,"因上肢、腹背皮肤潮红、剧痒 1 个月"来诊。

患者既往有 2 型糖尿病病史 3 年,目前血糖控制尚好。体重指数(BMI)26,血压 125/70mmHg,血脂正常,尿微量蛋白正常,眼底检查为糖尿病视网膜病变 2 期。1 个月前患者无明显诱因出现上肢、腹背皮肤潮红而痒持续至今,夜不能寐,心烦急躁,小便黄,大便干结、2 天一行,舌红夹瘀点、苔薄,脉数。诊断为糖尿病伴皮肤瘙痒,

证属风热证、内热蕴结,治以清热通便、泄热化瘀为法,方以乌蛇祛风汤加减。处方:

蝉衣 6g	荆芥 8g	防风 8g	黄连 6g
黄芩 9g	金银花 10g	连翘 10g	生甘草 6g
生地 15g	黄柏 6g	大黄 6g	丹皮 10g
地肤子 12g	当归 10g		

水煎 400ml,每天 1 剂,分 2 次饭后温服。

嘱忌食辛辣刺激性食物,多饮水。服上方 3 剂,大便每天 2~3 行,痒止。

按:该患者属于风热郁于皮肤,内热壅甚,故用蝉蜕、荆芥、防风祛风热,黄连、黄芩、黄柏、金银花、连翘内清热毒,大黄一味通腑泻热、泻下热毒,生地、丹皮凉血。治风先治血,血行风自灭,故加入当归。生甘草,一来调和诸药,二来缓和药物苦寒之性,三来解毒。地肤子止痒。方药对症,标本兼顾,效如桴鼓。如上方效不显,可加入苦参,或蛇床子,如效还不佳可加入大枫子 6g,还可据证加入浮萍 9~12g,祛湿止痒。还可加入乌梅 10g,止痒;许公平认为该药有一定抗免疫作用,有较好止痒疗效。

案二 郭某,男,58 岁。

消渴病 10 余年,半年前出现皮肤瘙痒,周身可见散在红色皮疹,纳可,寐可,小便调,大便干结、3~5 天一行,舌红苔黄,脉滑。曾在皮肤科反复就诊,诊断为"结节性皮疹",使用多种抗过敏药物以及激素类外用药物后症状缓解,但停药后复发。许公平脉证兼参,认为此属湿毒壅肤证。处方:

薏苡仁 30g	冬瓜皮 30g	土茯苓 10g	佩兰 10g
白鲜皮 10g	蛇床子 10g	地肤子 10g	苦参 10g
浮萍 10g	败酱草 30g	大黄 6g	莱菔子 30g

水煎 400ml,每天 1 剂,分 2 次饭后温服,连服 7 剂。

复诊:患者皮肤瘙痒减轻,仍见红色皮疹,大便仍干结,但 2~3 天一行。上方去浮萍,加厚朴 6g、火麻仁 30g。继服 7 剂。

三诊:患者皮肤瘙痒明显减轻,红色皮疹明显消退。随证加减,继续服药 2 个月后,症状完全缓解。

按:本例患者为糖尿病合并皮肤病变,许公平辨其证属脾失健运、湿毒壅肤,治疗当以燥湿解毒为法,除使用白鲜皮、蛇床子、地肤子、苦参等传统燥湿止痒药物外,同时要为湿毒之邪寻找去路,故用薏苡仁、冬瓜皮、土茯苓使湿邪从小便出。患者大便干结正是因为湿毒蕴结于肠道,腑气不通所致,故而加用大黄、莱菔子通腑泄浊,使湿毒排出,腑气通畅,则身痒瘥。

案三 许某,女,59岁。

患者糖尿病多年,近2年来无明显诱因全身时发瘙痒,皮疹不明显。有时口苦。诊见全身大量抓痕,伴少许小丘疹。舌红且黯、苔略腻,脉弦细涩。辨证为血瘀风燥,兼夹湿邪,治以化瘀除湿,以桃红四物汤加减。处方:

桃仁 10g	红花 6g	当归 10g	赤芍 9g
川芎 6g	薏苡仁 30g	冬瓜皮 30g	黄芪 10g
防风 10g	白鲜皮 10g	地肤子 10g	苦参 10g

水煎服,7剂,每天1剂。

二诊:瘙痒有所缓解,原方加蝉蜕6g,再服7剂。

三诊:瘙痒进一步缓解,抓痕减少,丘疹消退,舌红、苔黄腻。予原方去当归,加土茯苓10g、佩兰10g。服法同前,7剂后痊愈。

按:唐代孙思邈在《备急千金要方》中对皮肤瘙痒作了具体描述,如"痒症不一,血虚皮肤燥痒干,宜四物汤加防风……妇人血虚,或通身痒,或面痒,如虫行皮中……有脾虚身痒,本无疥癣,素非产褥,洁然一身,痒不可任,此乃脾虚所困",体现了"治风先治血,血行风自灭"的思想。本例患者平素喜食肥甘厚腻之味,生湿化生内热,故有口苦。皮肤瘙痒以抓痕为主,舌红色黯、苔略腻,脉弦细涩,为血瘀、湿热内蕴之象。方中桃仁、红花活血化瘀;当归、赤芍、川芎合之以加强活血化瘀之力,黄芪功专补气升阳、扶正以攻邪,配合薏苡仁、冬瓜皮既能健脾利水又能祛风,防风、白鲜皮、地肤子、苦参合用祛风止痒、清热利湿。诸药合之,气机通畅,瘀血消除而奏效。二诊加入蝉蜕,许公平用其抗免疫作用以止痒。三诊因饮食油腻后舌苔黄腻,乃湿热内蕴,故加土茯苓、佩兰清热燥湿,使邪去病愈。

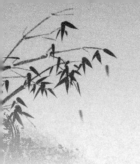

糖尿病周围神经病变

一、证治梗概

（一）病因病机

糖尿病周围神经病变（DPN）是糖尿病中最常见的并发症之一。糖尿病既久，使正气日衰而脾肾虚馁，或气虚不能帅血；或阴虚血弱，虚热与血搏结；或湿瘀交结一处，横阻脉道，又久病入络以致经脉瘀滞、气血失和。临床以四肢肢端发凉、麻木、疼痛甚或感觉异常、肌肉萎缩为主要临床表现。为虚实错杂证候。该病早期病邪常居于经脉为主，呈相对可逆性；后期病邪入络难以搜剔，治疗效果有限。中医古籍中虽无该病病名，但据病机及症状表现可归属"痹证""血痹""不仁""痿证"范畴。

（二）证治方药

中医辨证分型治疗：

1. 湿瘀阻络

主症：手足麻木无力，周身困重，下肢肿胀疼痛，肤色紫黯，胸闷腹胀，午后加重，舌质淡暗或瘀斑、苔白厚，脉沉涩或弦。

治法：除湿化瘀。

方药：苡土汤加减。

生苡仁 30g	苍术 10g	川牛膝 10g	车前子 12g
泽泻 12g	槟榔 12g	秦艽 15g	海桐皮 15g
当归 12g	川芎 10g	独活 10g	

下肢肿胀甚者，加猪苓 15g、茯苓 15g、冬瓜皮 30g；瘀血为重者，加水蛭 6g、泽兰 12g、地龙 15g；化热，加入赤芍 15g、黄柏 10g、栀子 9g、忍冬藤 30g；合并胃热，加入白虎汤。

2. 阴虚血瘀

主症：手足麻木、灼热疼痛，腿足挛急，小腿抽搐或痿软无力，五心烦热,腰膝酸软,口咽干,舌质红、少苔,脉细数涩。

治法:养阴化瘀。

方药:二至丸合四物汤加减。

当归 12g　　　川芎 10g　　　地黄 15g　　　白芍 15g

牛膝 10g　　　女贞子 30g　　墨旱莲 30g　　甘草 6g

阴虚热盛者,加知母 6g、黄柏 6g、胡黄连 10g、地骨皮 15g;血瘀盛者,加路路通 15g、鬼箭羽 15g、僵蚕 10g、三七粉 3g。

3. 气虚血瘀

主症:手足麻木,四肢冷痛,蚁走感,夜间加重,少气懒言,神疲倦怠,汗出,心慌气短头晕,舌质淡暗或瘀斑、苔薄白,脉沉涩。

治法:益气化瘀。

方药:补阳还五物汤加减。

黄芪 30g　　　桂枝 10g　　　川芎 10g　　　生地 15g

赤芍 12g　　　桃仁 10g　　　当归 12g　　　秦艽 10g

桑枝 10g　　　牛膝 15g

四末冷痛、形寒肢冷者,加制附子 6g、干姜 3g、肉桂 10g;伴腰膝酸软、下肢乏力者,加淫羊藿 20g、狗脊 15g、寄生 15g。

二、验案举例

案一　患者,男,42 岁。

2 型糖尿病病史 1 年,近 1 个月来感口干、多饮,双下肢麻木、发凉、疼痛明显,夜间下肢肌肉抽搐,纳佳,寐欠安,二便调。舌红、苔黄燥少津,脉细数。中医辨证:消渴病(肺胃燥热、湿瘀阻络);治法:清胃泻火、除湿通络,方选苡土汤加减。方示如下:

生苡仁 30g　　土茯苓 10g　　牛膝 10g　　　鸡血藤 10g

红花 6g　　　丝瓜络 10g　　木瓜 10g　　　路路通 10g

佩兰 10g　　　地龙 6g　　　石膏 30g　　　竹叶 9g

知母 10g

按:许公平认为此人平素嗜食肥甘厚腻之品,久则脾失健运,脾虚不能运化水湿,湿邪阻碍中焦,郁而发热,湿为阴邪,其性重浊,故见湿瘀阻络。《素问·调经论》曰:"有所劳倦,形气衰少,谷气不盛,上焦不行,下脘不通。胃气热,热气熏胸中,故内热。"方中竹叶、石膏清泻胃火,佩兰芳香化湿,生薏仁利湿,牛膝、鸡血藤、地龙、红花养血通络,地龙上通脑海、下通血海,木瓜、路路通除湿通络。

案二 郭某,女,60岁,9月21日初诊。

刻下:口干、口苦,腰痛,下肢困乏、皮肤瘙痒,双足冰凉,下肢水肿。查下肢轻度凹陷性水肿,便干、每天1次,舌质红、苔黄腻,脉濡滑。辨证:湿瘀阻络。治以祛湿除瘀、活血通络为法,予苊土汤加减。方药:

薏苡仁30g	藿香10g	茵陈12g	栀子10g
大黄6g	莱菔子30g	黄连6g	天花粉9g
冬瓜皮30g	木瓜10g	牛膝10g	伸筋草10g
鸡血藤10g	火麻仁30g		

复诊:9月28日。口干、口苦改善,腰痛缓解,下肢不肿,大便仍干,舌红、苔薄黄,脉细滑。服上剂后患者腻苔退去,示患者湿有所祛,下肢肿消,原方去藿香、冬瓜皮,加佩兰10g,余药仍守原方原量。

按:《素问·奇病论》云:"此肥美之所发也,此人必数食甘美而多肥也,肥者令人内热,甘者令人中满,故其气上溢,转为消渴。"脾虚湿盛为糖尿病发病的病因。糖尿病周围神经病变为消渴日久所致并发症,所谓"痹者,闭而不通"。此案患者痰湿阻滞经络,则致气血运行不畅,故见下肢皮肤瘙痒、双足冰凉。中药以祛湿除湿为主,辅以舒筋通络药物,予茵陈、藿香、薏苡仁祛湿,佐以伸筋草、木瓜舒筋通络,冬瓜皮、牛膝利水消肿,大黄、莱菔子、火麻仁以理气通腑、润肠通便。

案三 李某,男,53岁,"发现血糖升高6年,加重伴双下肢反复疼痛2个月"于2010年3月6日来诊。

以磺脲类和双胍类控制血糖,血糖控制欠佳,空腹血糖波动在8~12mmol/L,餐后波动在11~15mmol/L。症见:精神倦怠,口渴饮水不多,乏力,双腿、双足无力、麻木,时有双腿、双足疼痛,左足红略肿,舌红、苔厚腻,脉滑。肌电图提示神经源性病变。入院后调整治疗方案,加入长效胰岛素控制血糖,血糖逐渐达标。中医属消渴病痹证——湿瘀互结,治以四妙散加味。

生薏仁30g	苍术12g	川牛膝15g	黄柏8g

赤芍 12g　　　忍冬藤 30g　　秦艽 18g　　　当归 12g
地龙 10g　　　水蛭 3g　　　　土茯苓 20g　　泽泻 12g
细辛 3g　　　　滑石 20g　　　生甘草 6g

服用 12 剂，症状逐渐缓解，疼痛明显缓解，红肿已消失，麻木减轻。先后服用 45 剂后，已无不适。

按：湿热之邪交阻，弥漫三焦，四处为患。湿热内蕴，故口干不欲饮；湿热阻滞气机，可见胃脘胀满不舒、食后饱胀、大便不畅；湿热之邪流于肌肤，则出现皮肤瘙痒；湿热下注，则小便不利、阴痒；湿瘀互结，阻滞经络，血不养经，则双下肢无力、麻木；湿瘀互结，经络不通，不通则痛，出现疼痛、麻木；湿热灼伤肌肤和/或感染邪毒，加之湿瘀互结，经络不通，以致肉腐骨枯，足面皮肤黑紫色，足面红肿、溃疡、化脓等。方中苍术健脾燥湿除痹，土茯苓、薏苡仁、泽泻利水渗湿，黄柏以寒胜热、以苦燥湿，牛膝活血通络，赤芍、地龙、水蛭清热活血、化瘀通络；忍冬藤、秦艽清热解毒止痛，当归、细辛活血散寒止痛，滑石清热祛湿，生甘草解毒止痛。诸药合用，共奏清热利湿、活血解毒止痛之功效。

案四　马某，男，55 岁。嗜食肥甘厚味，素盛今瘦，2012 年 3 月 12 日以"口干 11 年、手足麻木 1 年余"来诊。

症见：精神可，手足麻木、灼热疼痛，腿足挛急、小腿抽搐，五心烦热，腰膝酸软，口干、咽干，舌质红夹瘀斑，脉细涩。证属阴虚血瘀，治以养阴化瘀为法，予二至丸合四物汤加味。

当归 12g　　　川芎 10g　　　地黄 15g　　　白芍 15g
牛膝 10g　　　女贞子 30g　　墨旱莲 30g　　甘草 6g
鸡血藤 10g　　红花 6g　　　　丝瓜络 10g　　路路通 10g
地龙 6g

配合中药外洗方外洗，经 20 余天调养，症状明显减轻，40 余天症状完全消失。

按：糖尿病多内热，正如《圣济总录》所说："消瘅者，膏粱之疾也。肥美之过，积为脾瘅，瘅病既成，乃为消中，皆单阳无阴也，邪热偏胜故也。"内热久而伤阴出现阴虚，阴虚不养筋脉、肌肉，出现手足麻木、腿足挛急、小腿抽搐；阴虚血液运行不畅，可出现瘀血，瘀血阻络，不通则痛，故有灼热疼痛。五心烦热，腰膝酸软，口干、咽干，舌质红,脉细,为阴虚内热之象;舌夹瘀斑、脉涩,为夹瘀之征。纵观舌脉症,本病阴虚血瘀,治以二至丸合四物汤加味。方中当归、地黄、白芍、女贞子、墨旱莲养阴润络,当归、鸡血藤养血通络,川芎、红花、路路通、地龙活血通络。诸药合用,共奏养阴通络之功。所谓阴虚难疗,再加之夹杂瘀血,故调理需要时日,经过40余天才逐渐缓解。因此,对于此类型疾病的治疗需要有足够的耐心才能取得好的效果。

案五 患者,男,50岁。

糖尿病12年,四肢麻木、刺痛2年,足踩棉花感,舌暗淡、苔薄白,脉细涩。辨证属湿瘀困络。治以活血通络为法,予四物汤加减。

当归10g	川芎10g	赤芍10g	红花6g
木瓜10g	牛膝10g	透骨草10g	千年健10g
骨碎补10g	五加皮10g	海桐皮10g	地龙6g

7剂后,患者症状好转。

按:糖尿病既久,使正气日衰而脾肾虚馁,或气虚不能帅血;或阴虚血弱,虚热与血搏结;或湿瘀胶结一处,横阻脉道,又久病入络以致经脉瘀滞、气血失和。临床以四肢肢端发凉、麻木、疼痛,甚则感觉异常、肌肉萎缩为主要临床表现,为虚实错杂证候。该病早期病邪常居于经脉为主,呈相对可逆性;后期病邪入络难以搜剔,治疗效果有限。方中当归、川芎、赤芍、红花补血养血,红花活血化瘀,木瓜可除经络之湿,牛膝去瘀血、通血脉、引瘀血下行,透骨草活血化瘀、通经透骨,千年健、骨碎补、五加皮、海桐皮补肝肾、强筋骨、止痹痛,地龙上通脑海、下通血海。血得温则散,得寒则聚,可配合中药熏洗治疗以改善下肢麻木、发凉、疼痛症状。

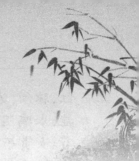

糖尿病性胃轻瘫

一、证治梗概

（一）病因病机

糖尿病性胃轻瘫（DGP）是糖尿病常见的并发症之一。许公平认为糖尿病患者先天禀赋不足，后天摄生失养，日久阴虚燥热，壮火食气，且久服药物更伤及脾胃，则导致脾胃亏虚、升降失调，成为本病发病中的中心环节。其病位涉及肺、肝、脾、肾，病证或虚，或实，或寒，或热，或气滞，或血瘀，或湿阻，或食滞，可因虚致实，亦可气、瘀、湿、食之邪久恋伤正，耗精损脾。本病多虚实夹杂，本虚标实。本虚以脾胃虚弱为主，标实为湿热、气滞、燥热、痰浊、瘀血等。

（二）证治方药

中医辨证分型治疗：

1. 肝胃不和证

症状：胃脘胀满，胸闷嗳气，恶心呕吐，胸闷，大便不畅，得嗳气、矢气则舒，苔薄黄，脉弦。

治法：疏肝理气，和胃降逆。

方药：柴胡疏肝散（《景岳全书》）加减。

柴胡 9g	香附 9g	川芎 6g	陈皮 6g
枳壳 6g	白芍 10g	甘草 6g	

加减：胀重，加青皮、郁金、广木香；痛甚，加川楝子、延胡索。

2. 胃气虚弱、痰浊内阻证

主症：胃脘部满闷，伴呃逆、嗳气、恶心，口干苦，纳呆，二便调，舌苔白腻，脉弦。

治法：降逆化痰，益气和胃。

方药：旋覆代赭汤加减。

旋覆花 10g	代赭石 10g	甘草 6g	人参 10g

半夏 6g　　　生姜 9g　　　大枣 9g

加减:若胃气不虚者,可去人参、大枣,加重代赭石用量,以增重镇降逆之效;痰多者,可加茯苓、陈皮助化痰和胃之力。

3. 脾虚湿困证

症状:脘腹痞闷,呕逆,时作时止,身重肢倦,纳呆,口淡不渴,面色少华,倦怠乏力,大便溏薄,小便不利,舌质淡、边有齿痕,脉濡弱。

治法:健脾祛湿。

方药:香砂六君子汤(《时方歌括》)加减。

广木香 6g　　　砂仁 6g　　　陈皮 6g　　　半夏 10g

党参 12g　　　白术 10g　　　茯苓 10g　　　甘草 6g

加减:干噫食臭、胁下有水气,加生姜。

二、验案举例

(一)糖尿病性胃轻瘫胃气虚弱、痰浊内阻案

王某,女,59岁,汉族,以"糖尿病病史10年,胃脘部疼痛、胀满4年,伴呃逆、嗳气10天"为主诉,于2013年6月11日来我院就诊。

患者胃脘部疼痛,伴呃逆、嗳气、恶心,口干苦,心悸,纳呆,二便调,夜间难以入睡,易惊醒,舌苔白腻,脉弦。此属胃气虚弱,痰浊内阻,上扰心神。治拟旋覆代赭汤加减。

旋覆花(包煎)10g　　　代赭石 10g　　　瓦楞子 12g

陈皮 10g　　　大腹皮 10g　　　苏梗 10g

木香 10g　　　莱菔子 30g　　　磁石(先煎)30g

百合 10g　　　合欢皮 10g　　　夜交藤 10g

经服药7剂后,胃脘疼痛、呃逆、嗳气明显减轻,睡眠明显改善,舌脉如前。治守上方,原方去磁石,加鸡内金10g、金钱草10g。继服7剂后,诸症消除。

按:《脾胃论》曰:"呕吐哕皆属脾胃虚弱,或寒热所侵,或饮食所伤,致气上逆而食不得下。"许公平认为该患者为胆热犯胃,胃失和降,从而导致痰阻气逆,则胃脘部疼痛、胀满。古语有云:"胃不和则卧不安。"故以旋覆代赭汤加减以疏肝利胆,和胃止痛。旋覆花下气化痰,代赭石镇摄肝胃之逆气、止呕化痰。加用磁石、百合、合欢皮、

夜交藤,镇惊、养心、安神以助睡眠。"治胃必先和胃,和胃必先利胆。"鸡内金、金钱草是利胆要药,当患者湿热更重时,可加用茵陈、栀子利胆除湿。正如《素问·逆调论》云:"阳明者胃脉也,胃者六腑之海,其气亦下行,阳明逆不得从其道,故不得卧也。"

(二)糖尿病性胃轻瘫肝胃不和案

王某,男,65岁,汉族,以"糖尿病病史20年,胃脘部灼热胀痛"为主诉,于2013年10月22日来我院就诊。

患者纳后胀痛更甚,嗳气口干口苦,纳谷减少,大便正常,舌质红、苔薄白,脉弦滑。此属肝胃不和,治拟柴胡疏肝散加味。

柴胡 9g	黄芩 9g	香附 9g	白术 12g
云苓 12g	陈皮 9g	法半夏 9g	木香 8g
厚朴 9g	延胡索 10g	砂仁 6g	炙甘草 6g

服药7剂后,胃脘灼热及胀痛明显减轻,嗳气也少,口苦亦轻,舌脉如前。治守上方,原方去延胡索,加枳壳9g。继服7剂后,诸症消除。

按:《景岳全书》言:"气逆作呕者,多因郁怒,致动肝气,胃受肝邪,所以作呕。然胃强者未必易动,而易动者多因胃虚。"许公平认为此类患者体质多以过度肥胖或消瘦为主。本案胃脘部灼热且有胀痛,口干口苦,显系肝气化热犯胃所致。对于肝胃不和之证,主用柴胡疏肝散治疗。本方即四逆散加香附、陈皮、川芎组成;主要功能是疏肝行气,活血止痛。本案用柴胡、黄芩疏肝行热,香附、陈皮、木香、延胡索行气止痛,又加白术、云苓、半夏、厚朴健脾消胀,砂仁开胃。药证相符,7剂药服后症减,14剂药后症状消失,可见疗效之神速。

(三)糖尿病性胃轻瘫脾虚湿困案

李某,男,56岁,2013年10月13日初诊。

糖尿病病史20年,脘腹胀满,困乏,呃逆频频,四肢困重,纳呆,大便溏薄、每天2~3次,小便调,舌质淡、边齿痕,脉濡弱。辨证为脾虚湿困,治以健脾祛湿,方以香砂六君子汤加减。方如下:

广木香 6g	砂仁 6g	陈皮 6g	半夏 10g
党参 12g	炒白术 10g	茯苓 10g	甘草 6g
炒山药 10g	炒薏仁 30g	土茯苓 10g	佩兰 10g
广藿香 10g	车前子 10g	旋覆花 10g	
代赭石 10g			

服药 7 剂后,患者无呃逆、便溏,仍有脘腹胀满。上方去旋覆花、代赭石、炒山药、炒薏仁,加厚朴 9g 继服。再 7 剂后,患者腹胀满、困乏减,守方再 7 剂后诸症消除。

按语:四君子汤见于《太平惠民和剂局方》卷三:"荣卫气虚,脏腑怯弱。心腹胀满,全不思食,肠鸣泄泻,呕哕吐逆,大宜服之。"香砂六君子汤由四君子加味而成,伍半夏、陈皮、木香、砂仁,功在益气和胃、行气化痰,主治气虚肿满,痰饮结聚,脾胃不和,变生诸证者。对于该患者,许公平以香砂六君子为主方,加炒山药、炒薏仁和炒白术、茯苓,取六炒散之意,治患者便溏,并合佩兰、藿香、土茯苓、茯苓芳香化湿、燥湿健脾之品,佐以车前子利水,使湿从小便去。许公平一直强调"治湿不利小便,非其治也"。患者呃逆频频,予旋覆花、代赭石以祛痰降逆止呃逆。全方配伍以健脾祛湿为主,兼顾患者兼证,可谓面面俱到。

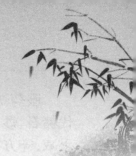

糖尿病合并冠心病案

王某,男,61岁。糖尿病病史10年,冠心病病史10年,口干、多饮、乏力,胸闷,时有心前区针刺样疼痛发作,疼痛持续1~2分钟后可自行缓解,纳可,寐差,小便调,大便黏腻。舌质黯、苔白腻,脉沉滑。许公平辨证为脾失健运,痰瘀互结。方以瓜蒌薤白白酒汤合天王补心丹加减。处方:

瓜蒌10g	薤白10g	红花6g	丹参10g
柏子仁10g	首乌藤10g	磁石30g	酸枣仁10g
广藿香10g	薏苡仁30g	黄芩10g	黄连6g
黄柏10g			

水煎400ml,每天1剂,分2次饭后温服。

复诊:症状好转,随证加减,继服21剂,诸症消失。

按:该患者糖尿病日久,津液亏少,血液滞涩不畅,发生血瘀之病变,正如《读医随笔》所说"夫血犹舟也,津液水也""津液为火灼竭,则血行愈滞"。对于消渴病日久伴有胸痹者,治当以健脾利湿、活血化瘀为法,而瓜蒌薤白白酒汤作为经典方在临床中疗效确定。患者大便黏腻,为湿热胶着之象,故许公平使用广藿香、薏苡仁健脾利湿,黄芩、黄连、黄柏清热,同时解决湿、热、瘀。

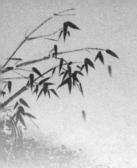

糖尿病不寐案

何某,女,67岁。糖尿病5年,口干、多饮、乏力、多尿,胸闷、心慌,视物模糊,纳食差,寐欠安,不易入睡,大便偏干、2~3天一行,小便1次/夜。故来我院以求中医治疗。病属肺肾阴虚,治以养阴益肾。方示如下:

麦冬 3g	五味子 10g	生地 10g	知母 10g
石膏 30g	竹叶 6g	女贞子 10g	墨旱莲 6g
黄芩 10g	黄连 6g	黄柏 10g	冬瓜皮 30g
车前子 10g			

水煎400ml,每天1剂,分2次饭后温服,连服7剂。

复诊:患者服药1周后,诸症皆减。后根据患者证候变化,予上方随证加减,患者坚持服药,诸症明显好转。

按:《景岳全书》云:"如痰如火,如寒气水气,如饮食忿怒之不寐者,此皆内邪滞逆之扰也……思虑劳倦,惊恐忧疑,及别无所累而常多不寐者,总属真阴精血之不足,阴阳不交,而神有不安其室耳。"《景岳全书》引徐东皋曰:"痰火扰乱,心神不宁,思虑过伤,火炽痰郁而致不眠者多矣。有因肾水不足,真阴不升,而心阳独亢者,亦不得眠。"患者寐欠安与肾精不足有关,故采用养阴益肾法。此法适用于症见口燥咽干,自汗盗汗,腰膝酸软,耳鸣,齿摇,皮肤干燥、瘙痒,舌红苔少欠津,脉细数的患者。方以二至丸合麦味地黄汤加减。方中墨旱莲、女贞子合用同补肝肾之阴;麦冬润肺生津,配以五味子敛阴止汗;生地、知母清热生津止渴;黄芩、黄连、黄柏清热燥湿,泻火解毒;车前子、冬瓜皮使湿浊由小便而利;石膏、竹叶清除内盛之热。诸药相合,滋补肺肾。

糖尿病合并甲沟炎案

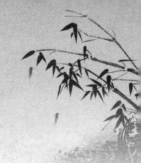

　　患者,女,68岁,糖尿病病史多年,1个月前做家务时不慎将左拇指指甲刺伤,3天后局部红肿热痛,外院诊为"甲沟炎",予拇指指腹局部切开排脓、抗感染治疗。切开创面未愈,逐步增大、加深,脓液渗出,疮面局部皮肤紫黯、肿胀。舌红苔黄腻,脉弦数。辨证:热毒蕴肤。治以清热利湿、活血化瘀。

金银花 30g	穿心莲 10g	蒲公英 30g	败酱草 30g
生苡仁 30g	冬瓜皮 30g	佩兰 10g	皂角刺 10g
天花粉 10g	白及 6g	龙葵 6g	紫花地丁 10g
莱菔子 30g			

　　配合局部换药,守方服14剂后疮面逐渐愈合,无脓液渗出。调整上方,去佩兰、龙葵,加王不留行10g、大青叶10g,续服14剂后基本愈合。

　　按: 患者平素嗜食肥甘厚腻之品,久则脾失健运,脾虚不能运化水湿,湿邪阻碍中焦,湿瘀困络,血行瘀滞,以致脉络瘀滞,肢体失荣,兼以外伤,故疮久不愈。方用蒲公英、穿心莲、大青叶等清热解毒,生苡仁、冬瓜皮等健脾利湿。

下篇

中医杂病证治经验

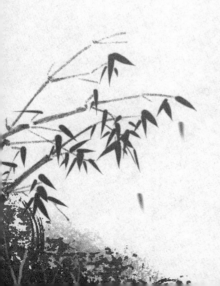

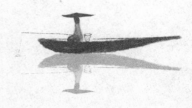

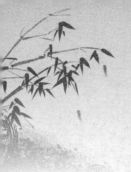

咳 嗽

一、病证概要

(一)病因病机

咳嗽是指肺失宣降,肺气上逆,发出咳嗽之声,或咳吐痰液的一种肺系疾病。咳嗽是肺系疾病的一个主要症状,又是具有独立性的一种疾患。历代将有声无痰称为咳,有痰无声称为嗽。《素问·咳论》认为咳嗽是由"皮毛先受邪"所致,又指出"五脏六腑皆令人咳,非独肺也",强调外邪犯肺或脏腑功能失调,病及于肺,均可以导致咳嗽。

许公平认为,咳嗽发病往往伴有痰这种病理产物,是由于宿痰伏肺,遇诱因引触,肺失肃降,肺气上逆所致。正如元代朱丹溪阐明其病机专注于痰,提出未发以扶正为主、即发以攻邪气为急的治疗原则。针对中国西北地区,素食多肥厚,易致脾失健运,痰湿内生,储痰于肺,发为咳嗽之特点,故治疗上多以祛痰止咳为法,强调肺、脾、肾的治疗。

(二)分型用药

1. 风寒袭肺

临床表现:恶寒、发热、咳嗽、咽痒、咳痰稀薄、色白,鼻塞,流清涕,头痛,肢体酸痛。舌淡红,苔薄白,脉浮。

治法:疏风散寒,宣肺化痰,祛痰止咳。

方药:三拗汤合止嗽散加减。

麻黄 9g	杏仁 9g	甘草 6g	白前 10g
桔梗 6g	陈皮 10g	苏子 10g	白芥子 10g
百部 10g	款冬花 10g	紫菀 10g	鱼腥草 10g
冬瓜子 10g			

2. 风热犯肺

临床表现:咳嗽气粗,咳黄痰,痰黏或稠黄,口渴咽痛,恶风,发热。舌红,苔黄,脉浮数或浮黄。

治法:疏风清热,宣肺止咳,清热化痰。

方药:桑菊饮合三拗汤加减。

桑叶 6g	菊花 6g	芦根 15g	桔梗 6g
白前 10g	陈皮 10g	炙麻黄 9g	杏仁 9g
甘草 6g	枇杷叶 6g	牛蒡子 10g	薄荷 3g
黄芩 10g			

3. 痰湿蕴肺

临床表现:咳嗽痰多,咳声重浊,喉中痰鸣,痰白黏腻或稀薄,兼有胸闷、脘痞、呕恶、纳差、乏力、腹胀、大便稀溏。舌淡,苔白腻,脉滑。

治法:燥湿化痰,理气止咳。

方药:

鱼腥草 10g	冬瓜子 30g	地龙 6g	白果 6g
细辛 6g	炙麻黄 9g	杏仁 9g	甘草 6g
白前 10g	桔梗 6g	陈皮 10g	穿心莲 10g
款冬花 10g			

4. 痰热郁肺

临床表现:咳嗽气息粗重,喉中痰鸣,痰多、质黏厚或稠黄,有腥热味,兼见面红、身热,口干欲饮。

治法:清热化痰,肃肺止咳。

方药:清金化痰汤加减。

鱼腥草 10g	冬瓜子 10g	白前 10g	桔梗 6g
陈皮 10g	炙麻黄 9g	杏仁 9g	甘草 6g
枇杷叶 6g	蒲公英 30g	金银花 10g	大青叶 10g
黄芩 10g			

二、验案举例

案一　葛某,男,7岁,于2015年10月4日就诊。

主诉:咳嗽、咽痒,汗多,活动后汗出加重,咳痰,痰少不易咳出,舌红,苔薄白,脉滑数。查体:扁桃体红,无肿大。辨证为痰热蕴结,治以祛痰清热、解毒利咽。方药:

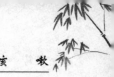

金银花 9g	木蝴蝶 3g	锦灯笼 6g	鱼腥草 10g
冬瓜子 15g	炙麻黄 6g	杏仁 6g	甘草 3g
白前 6g	桔梗 6g	枇杷叶 9g	桑白皮 6g
款冬花 6g			

按：本病为痰热蕴结于肺，肺金宣降失和，上逆作咳。方中金银花、木蝴蝶、锦灯笼清热解毒、利咽消肿，冬瓜子、枇杷叶、款冬花祛痰止咳，麻黄、杏仁宣肺止咳，桔梗宣肺，桑白皮清肺热。诸药合用，共奏宣肺止咳、清热祛痰之效。

案二 张某，女，41岁，2015年4月23日初诊。

患者本体素弱，平时易罹患咳嗽。此次发病气喘不得平卧，咽喉中整天如塞败絮，吞之不下，吐之不出，或者时有时散，胸闷如窒，舌淡，苔白腻，脉滑。此属痰湿蕴肺，治宜燥湿化痰、理气止咳。处方：

鱼腥草 10g	冬瓜子 10g	地龙 6g	白果 6g
细辛 2g	炙麻黄 9g	杏仁 9g	甘草 6g
白前 10g	桔梗 6g	陈皮 10g	穿心莲 10g
款冬花 10g			

7天后复诊：气喘、胸闷减轻，咳嗽、咳痰不明显，咽痛。上方去陈皮、款冬花，加青果 10g、木蝴蝶 6g。

7天后复诊：咳嗽、咽痛已愈。

按：许公平认为，痰饮内伏，寒饮郁肺，肺失宣降，故咳而气喘；气道不利，痰气相搏，故喉中痰鸣；以温肺蠲饮，化痰平喘调治。一诊中加穿心莲防药性过温而化燥。但随病情进展，二诊中已有热证之象，可见咽痛，故二诊中加强清热之功。此病程中，痰贯穿始终，故应根据辨证，抓住治痰这一原则。地处西北，人多喜食肥甘厚味，好饮酒，多痰湿之体，故治疗上应遵循"因时治宜、因地治宜、因人治宜"之原则。咳、痰、喘往往相伴而出，而痰往往贯穿病程始终，综上二因，故治疗咳嗽、哮、喘之病时，多以祛痰为主。

案三 患者，男，36岁，咳嗽。

因乏力，微咳，嗜睡，咯少量白色黏痰，咽痒，无汗，舌淡红、苔薄白，脉浮，恶寒1周就诊。辨证为风寒袭肺。治以发汗解表，宣肺平喘。方以三拗汤合止嗽散加减。方药：

| 麻黄 9g | 桂枝 10g | 杏仁 9g | 甘草 6g |

白前 10g	桔梗 6g	陈皮 10g	苏子 10g
白芥子 6g	炙枇杷叶 6g	款冬花 10g	鱼腥草 10g
冬瓜子 30g			

7天后二诊：患者咳嗽、恶寒、无力、咳嗽症状消失。

按：肺为娇脏，不耐寒热，外合皮毛，开窍于鼻，为华盖之脏，风寒之邪易经皮毛或口鼻而入，内客于肺，致肺失宣肃，肺气上逆而见恶寒发热、咽痒咳嗽等外感表证；一般病程较短，病情较轻，若正气尚实，多可治愈，但若患者素体虚弱、延治、失治或误治，正气耗损，则见咳嗽反复不愈，究其原因为外感风寒之邪除而未尽，影响肺之宣肃而致。本病症实为风寒咳嗽，为风邪外袭，肺失宣降，不能通调水道，寒饮内停所致。许公平认为，治当发汗宣肺，使外邪从汗而解，故"发汗则愈"。寒饮郁肺，久则化热，发为痰热内蕴，久则不愈，痰液内伏，发为哮喘。本方发汗解表，宣肺平喘，兼顾温化寒痰，温肺止咳。

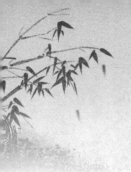

胁　痛

一、病　证　概　要

（一）病因病机

胁痛是指因脉络痹阻或脉络失养，引发以一侧或两侧胁肋部疼痛为主要表现的病症。胁指胁肋部，位于胸壁两侧由腋下至第 12 肋骨之间。《黄帝内经》对胁痛病因的认识虽有感受外邪与情志内伤所致，但更强调寒邪；而在病机演变中则突出了气滞不通与瘀血阻络，病症所在脏腑为肝胆。宋代严用和认为胁痛之因主要在于情志内伤。

许公平认为，胁痛之发病，往往伴随气滞、血瘀，结合当代之特点，工作压力大，生活不规律，致脾失健运，痰浊内生，阻于中焦，致气血不通。其气滞、血瘀发生的同时，痰浊也是其伴随的病理产物，而致痰瘀互结。明代张景岳《景岳全书·杂证谟·胁痛》说："胁痛之病，本属肝胆二经，以二经之脉皆循胁肋故也。然而心肺脾胃肾与膀胱亦皆有胁痛之病，此非诸经皆有此症，但以邪在诸经，气逆不解，必以次相传，延及少阳、厥阴，乃至胁肋疼痛。"此论阐明了胁痛不离肝胆，而非尽源肝胆主张。以此提出治胁不离肝，治肝不离胆，治胆必和胃之理论。治疗上多以疏肝利胆、行气化瘀、健脾化湿为法，强调肝胆、脾胃、湿瘀的治疗。

（二）分型用药

1. 肝气郁结

临床表现：胁肋胀痛，走窜不定，每因情志加重，胸脘胀满，嗳气频频。舌淡红，苔白厚，脉弦。

治法：疏肝理气，健脾燥湿。

方药：柴胡疏肝散加减。

柴胡 10g	川楝子 9g	延胡索 10g	香附 10g
陈皮 6g	枳壳 10g	郁金 10g	半夏 10g

青皮 10g　　　白术 10g　　　茯苓 10g　　　木香 10g

莱菔子 30g

2. 肝郁脾虚

临床表现：以胁胀作痛，腹胀食少，情绪抑郁，便溏不爽，或腹痛欲便、泻后痛减，脉弦缓。

治法：抑肝扶脾。

方药：痛泻要方合四君子汤加减。

常用中药：

白术 10g　　　白芍 10g　　　青陈皮各 10g　防风 10g

党参 15g　　　茯苓 15g　　　甘草 10g

3. 胆腑郁热

临床表现：右胁热痛，胀痛，甚则放射至右肩胛，脘腹不适，恶心欲呕，黄疸发热。舌红，苔黄腻，脉弦滑。

治法：清热利湿，疏肝利胆。

方药：清胆汤加减。

茵陈 10g　　　栀子 10g　　　大黄 6g　　　黄芩 10g

黄连 6g　　　蒲公英 10g　　柴胡 10g　　　川楝子 9g

延胡索 10g　　川芎 10g　　　郁金 10g　　　莱菔子 30g

大黄 6g

二、验 案 举 例

案一　宋某，女，59 岁，2016 年 7 月 18 日初诊。

患者平素胃脘部隐痛不适，且厚味过甚。自昨日起右侧胸胁突然胀痛，甚则放射至右肩胛，舌红、苔黄腻，脉寸弦滑、关尺沉滑。此属胆腑郁热。治以清热利湿，疏肝利胆。方以清胆汤加减。

茵陈 10g　　　栀子 10g　　　大黄 6g　　　槟榔 10g

延胡索 10g　　白芍 9g　　　川楝子 9g　　　莱菔子 30g

黄连 6g　　　天麻 10g　　　钩藤 10g　　　藁本 10g

石决明 10g

7 天后复诊：胸胁胀痛、右肩胛放射痛、脘腹不适缓解。上方去石决明、藁本，加大腹皮 10g、木香 10g。

7天后复诊:症状消失。

按: 许公平认为本案湿郁肝经,久则化热,热扰肝风,肝风内动。一诊中抓住清热利湿,疏肝利胆,兼以平肝息风;二诊中加强行气通腑,共助祛湿利胆之功。许公平结合当地气候及食饮特点,认为胁痛证属湿浊困脾,肝胆气机不疏;针对本病提出治胁不离肝、治肝不离胆、治胆必和胃之理论,又给我们提出了对病症的新认识、新思路。

案二 王某,女,31岁,反复出现胁肋部疼痛,伴腹胀不适多年。

初诊:自确诊为乙型肝炎后,反复出现胁部疼痛,伴腹胀不适,常年口服西药保肝、抗病毒治疗。也曾求助中药治疗,症状时轻时重。近日腹胀加重,偶有腹泻,肢倦乏力,睡眠较差。查:精神倦怠萎靡,面色萎黄;舌淡,苔薄黄,脉弦细。诊其为肝郁脾虚之胁痛(乙型肝炎)。治法:疏肝健脾,活血解毒。方拟四君子汤合痛泻要方加减。处方:

柴胡 10g	白术 15g	白芍 15g	青陈皮各 10g
茯苓 15g	丹参 15g	制首乌 15g	炒枣仁 15g
虎杖 15g	炒薏仁 15g	党参 15g	生三仙各 10g
灵芝 12g	甘草 6g	白花蛇舌草 15g	

6剂,每天1剂,水煎服。

二诊:前方坚持服用月余,胁痛、腹胀症状减轻,但仍感肢倦乏力。查:舌淡红,舌苔薄白,脉弦细。此为正气未复,邪毒未清。上方加黄芪 15g、板蓝根 15g,既培补正气驱邪外出,又稍增强了清热解毒之力。12剂,每天1剂,水煎服。诸症缓解。

按: 肝性急善怒,其气上行则顺,下行则郁,郁则火动而诸病生矣。故发于上则头眩耳鸣,而为目赤;发于中则胸满胁痛而或作吞酸。凡此诸证,何莫非肝郁?肝木之所以郁,其说之一为土虚不能升木也。气全赖土以滋培、水以灌溉。若中土虚则木不升而郁,阴血少则肝不滋而枯。患者胁肋痛,许公平选逍遥散加减。方中虎杖、灵芝、白花蛇舌草,现代研究均有抗肝炎病毒的作用。许公平常说:"见肝之病,知肝传脾,当先护脾。"故方中党参、薏仁顾护脾胃,三仙以消积和胃,增加患者食欲。这也体现了许公平一贯秉持的"得胃气则生,无胃气则亡"的理念。

案三　患者,女,60 岁,维吾尔族。

因两胁胀满,腹胀、口苦、乏力,舌淡红,苔白厚,脉弦,大便黏腻不尽 1 个月就诊。辨证为肝气郁结,治以健脾利湿,兼以行气通腑。方以柴胡疏肝散加减。方药:

香附 9g	青皮 10g	陈皮 9g	大腹皮 10g
木香 10g	莱菔子 30g	白术 10g	土茯苓 10g
大黄 6g	柴胡 6g	川楝子 10g	延胡索 10g
半夏 10g			

7 天后二诊:患者两胁胀满、腹胀、口苦、乏力、大便黏腻症状均缓解。

按:柴胡疏肝散出自《景岳全书》,是治疗肝气郁滞脾虚之胁肋疼痛的常用方剂,以胁肋疼痛、太息稍舒、脘腹胀满、脉弦为辨证要点。其功能为疏肝解郁,行气止痛。本病症实为肝气郁结,实则为脾虚湿盛,湿阻中焦所致。患者地处中国西北,当地喜食肥甘厚味,加之年老,脏器衰竭,久则脾失健运,痰湿内生,阻滞中焦。本案重在健脾利湿,兼以行气通腑。

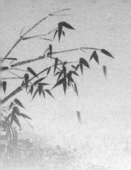

胃　痛

一、病证概要

胃痛又称胃脘痛，是以上腹胃脘部近心窝处疼痛为主症的病证。胃痛的发生，主要由于外邪犯胃、饮食伤胃、情志不畅和脾胃素虚等，导致胃气郁滞，胃失和降，不通则痛。《黄帝内经》记载"木郁之发……民病胃脘当心而痛"，"脾足太阴之脉……入腹属脾络胃……是动则病舌本强，食则呕，胃脘痛，腹胀善噫，得后与气则快然如衰"，首先表明胃痛的发生与肝、脾有关。

分型用药

1. 胃气不和，肝郁气滞

临床表现：胃脘胀痛，痛连两胁，嗳气、矢气则痛舒，喜长叹息，大便不畅。舌淡红，苔薄白，脉弦。

治法：疏肝和胃，理气止痛。

方药：柴胡疏肝散加减。

柴胡 9g	白芍 9g	香附 9g	白术 12g
川芎 10g	陈皮 9g	法半夏 9g	枳实 10g
厚朴 9g	延胡索 10g	砂仁 6g	炙甘草 6g

2. 湿热中阻，腑气不通

临床表现：胃脘疼痛，痛势急迫，脘闷灼热，口干口苦，口渴而不欲饮，纳呆恶心，小便色黄，大便不畅。舌红，苔黄腻，脉滑数。

治法：清化湿热，理气止痛。

方药：平胃散加减。

苍术 9g	厚朴 9g	陈皮 9g	藿香 9g
佩兰 9g	白术 12g	茯苓 9g	槟榔 10g
枳实 10g	瓦楞子 30g	鸡内金 10g	炙甘草 6g

加减：便秘者，加用火麻仁、郁李仁等润肠通便药物；若便秘严

重,大便每周 1 次者,可加用番泻叶。

3. **胃气虚弱,痰浊内阻**

临床表现:胃脘疼痛,呃逆、嗳气,纳呆,恶心呕吐,口干苦,大便不畅,舌苔白腻,脉弦。

治法:疏肝利胆,和胃止痛。

方药:旋覆代赭汤加减。

旋覆花 10g	代赭石 30g	半夏 9g	瓦楞子 30g
苏梗 10g	陈皮 10g	大腹皮 10g	木香 10g
莱菔子 30g	鸡内金 10g	金钱草 10g	川楝子 9g

加减:湿热重者,可加用茵陈、栀子。

二、验案举例

案一 王某,女,29 岁,汉族。

患者 10 天前无明显诱因出现胃脘部疼痛,伴呃逆、嗳气、恶心,口干苦,心悸,纳呆,二便调,夜间难以入睡,易惊醒,舌苔白腻,脉弦。此属胃气虚弱,痰浊内阻,上扰心神。治拟旋覆代赭汤加减。处方:

旋覆花(包煎)10g	代赭石 30g	瓦楞子 30g
陈皮 10g	大腹皮 10g	苏梗 10g
木香 10g	莱菔子 30g	磁石(先煎)30g
百合 10g	合欢皮 10g	夜交藤 10g

经服药 7 剂后,胃脘疼痛、呃逆、嗳气明显减轻,睡眠明显改善,舌脉如前。治守上方,原方去磁石,加鸡内金 10g、金钱草 10g。继服 7 剂后,诸症消除。

按:本案胃脘部疼痛,伴呃逆、嗳气,且口干苦,为胆热犯胃,胃失和降,从而导致痰阻气逆,痰热上扰心神,故出现心悸、寐差,正所谓"胃不和则卧不安"。古语有云:"治胃必先和胃,和胃必先利胆。"鸡内金、金钱草是利胆要药,许公平临床用之疗效佳,当患者湿热更重时,可加用茵陈、栀子利胆除湿。"脾气主升,胃气主降",故许公平临床中常建议胃痛患者每天进食白萝卜、青萝卜以通腑气,并嘱咐忌食红薯、土豆、各种豆类以及豆腐、豆皮等豆制品,因其易阻滞气机。

案二 董某,男,36 岁,2 月 27 日初诊。

患者胃脘胀满 3 年余。

初诊:3 年前渐出现胃脘胀满,曾做胃镜示浅表性胃炎、幽门螺杆菌(Hp)阴性。现胃脘胀满,嗳气多,无胃痛,食后胀满加重,不反酸,纳食可,大便不畅、质溏,小便平;舌淡红,苔薄黄,脉缓。此为肝胃不和,气机阻滞所致。诊为胃胀(浅表性胃炎),肝胃不和气滞证。治以疏肝和胃,理气止痛。方用柴胡疏肝散加减。处方:

柴胡 6g	白芍 10g	枳壳 10g	炙甘草 6g
厚朴 6g	党参 15g	法半夏 6g	生姜 2 片
青皮 10g	陈皮 10g	大枣 3 枚	

7 剂,水煎服,每天 1 剂。

复诊:服药后,症状改善不明显。上方再加鸡内金、神曲,14 剂。服药后胃脘胀满全部消失,大便转正常。

按:疏肝和胃是治疗胃病的常法,所谓邪在肝胆,逆在脾胃,优于西药之处就在于疏肝。本案四逆散和厚姜半甘参汤合方通补并行,是中医脏腑相关学说的具体运用。

案三 马某,女,50 岁。6 月 9 日初诊。

胃脘痛 10 年,加重 1 周。

初诊:消渴 5 年,胃脘胀满,纳少,口干,反复发作,但此后胃痛常反复发作,此次于 1 周前症状加重,遂来我院求治。现症:胃脘部疼痛隐隐,喜按,纳差,夜寐欠安,大便每天 1 行,小便尚调。查其精神尚可,舌质淡,苔白厚,脉弦细。诊为胃脘痛,脾胃虚弱、湿邪困脾证。治以健脾益气,燥湿和胃止痛。方拟平胃散加味。处方:

苍术 15g	茯苓 15g	土茯苓 10g	白术 12g
薏苡仁 10g	厚朴 10g	陈皮 10g	佩兰 10g
白豆蔻 10g	当归 10g	白芍 20g	川楝子 15g
延胡索 18g	甘草 6g	焦三仙各 15g	鸡内金 27g

7 剂,水煎服,每天 1 剂。

复诊:服药后,病情明显好转,胃脘部疼痛明显减轻,纳增,夜寐已安,大便每天 1 行,小便尚调,舌质淡,苔薄白,脉弦细。效不更方。水煎服,每天 1 剂。随访半年,病未复发。

按:本案证属脾胃虚弱,湿邪困脾。患者久食肥甘厚腻,伤及脾胃,而致脾胃虚弱,"不荣则痛",故见胃脘部疼痛隐隐而喜按;脾胃虚弱,失于健运,不能运化水湿而致湿邪困脾,故见食少纳呆;舌质淡,苔白厚,脉弦细均为脾胃虚弱、湿邪困脾之象。治疗宜标本同治,健脾益气和胃以治本,燥湿缓急止痛以治标。方以平胃散加减化裁,芳香复苦温化湿、燥湿,体现"湿为阴邪,非温不化"之意。

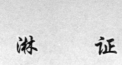

淋　　证

一、病　证　概　要

（一）病因病机

淋证是指以小便频数短涩，淋漓刺痛，小腹拘急引痛为主症的病证。淋证的病因可归结为外感湿热、饮食不节、情志失调、禀赋不足或劳伤久病。巢元方对淋证病机进行了高度概括——"诸淋者，由肾虚而膀胱热故也"。即淋证主要病机为湿热蕴结下焦，肾与膀胱气化不利。《中藏经》根据淋证临床表现不同，提出淋有冷淋、热淋、气淋、劳淋、膏淋、砂淋、虚淋、实淋8种。《备急千金要方》《外台秘要》将淋证归纳为石淋、气淋、膏淋、劳淋、热淋5种。《济生方》又分为气淋、石淋、血淋、膏淋、劳淋5种。尤在泾在《金匮翼》中所说"初则热淋、血淋，久则煎熬水液，稠浊如膏、如砂、如石也"，说明了各种淋证可相互转化，或同时存在。

（二）分型用药

1. 热淋——湿热下注

临床表现：小便频数短涩，灼热刺痛，溺色黄赤，少腹拘急胀痛，或有腰痛拒按，或有大便秘结，舌红，苔黄腻，脉滑数。

治法：清热利湿通淋。

方药：八正散加减。

车前子 10g	瞿麦 10g	萹蓄 10g	滑石 10g
小通草 6g	大黄 6g	茯苓 9g	冬瓜皮 30g
薏苡仁 30g	知母 10g	黄柏 10g	败酱草 30g

加减：女性患者伴有白带量多、色黄或有异味者，可加椿根皮；伴有外阴瘙痒者，可加苦参。

2. 血淋——血热妄行

临床表现：小便热涩，痛或不痛，尿色深红，或夹有血块，或见心烦,舌尖红,苔黄,脉滑数。

　　治法:清热通淋,凉血止血。

　　方药:小蓟饮子加减。

小蓟 12g	大蓟 12g	蒲黄 10g	藕节炭 10g
当归 12g	栀子 12g	竹叶 12g	小通草 6g
滑石 10g	生地 12g	茜草 9g	生地榆 9g
甘草 6g			

　　加减:气血不足者,加黄芪、当归、桑椹;泌尿系结核者,加黄芩、百部、丹参;泌尿系肿瘤者,加半枝莲、白花蛇舌草、山慈菇、龙葵、穿山甲、王不留行等。

　　3. 石淋——湿热蕴结

　　临床表现:尿中夹砂石,排尿涩痛,或排尿时忽然中断,尿道窘迫疼痛,少腹拘急,往往突发,一侧腰腹绞痛难忍,甚则牵及外阴,尿中带血,舌红,苔薄黄,脉弦或带数。

　　治法:清热利湿,排石通淋。

　　方药:石韦散加减。

石韦 10g	小通草 6g	败酱草 30g	知母 10g
黄柏 10g	冬瓜皮 30g	薏苡仁 30g	路路通 10g
车前子 10g	海金沙 10g	瞿麦 10g	黄芩 10g
金钱草 10g			

　　加减:虚热者,加地骨皮、青蒿等。

二、验 案 举 例

(一) 热淋案

　　巴某,女,74 岁。患者小便频数,淋漓不畅,便时灼热刺痛,尿色黄,小腹不适,大便调,舌红,苔黄腻,脉滑数。尿常规:白细胞(++),红细胞(+)。此属湿热下注之热淋,治以清热利湿通淋,拟八正散加减。

知母 10g	黄柏 10g	瞿麦 10g	石韦 10g
小通草 6g	败酱草 10g	白茅根 30g	冬瓜皮 30g
地榆 10g	血余炭 10g	车前草 30g	

水煎 400ml,每天 1 剂,分 2 次饭后温服。

复诊:服药 7 剂后,患者小便频数、灼痛减轻,无小腹不适,舌脉如前。治守上方,加生苡仁 30g,继服 7 剂后,诸症消除,尿常规(−)。

按:本案小便频数、灼痛,为湿热下注、蕴结膀胱。因湿热蕴结膀胱,气化失常,则小便淋漓不畅;湿热损伤膀胱脉络,则小便灼痛、小腹不适。八正散三焦同治,以清利膀胱为中心,并清肺肃上源,降心火利小肠,泻湿热走大肠,有"疏凿分消"之巧。在八正散基础上,再加利湿药,如冬瓜皮、生苡仁、泽泻、萆薢等,以及清热解毒药,如知母、黄柏、败酱草等,能够增强清热利湿效用。

(二)血淋案

郭某,女,55 岁,2014 年 5 月 15 日初诊。患者反复小便热涩,色如酱油,无尿频、尿急、尿痛,腰部酸困不适,纳可,夜寐安,大便正常,舌尖红,苔黄,脉滑数。此属血淋,治以清热通淋、凉血止血,拟小蓟饮子加减。

小蓟 12g	蒲黄 10g	藕节炭 10g	萹蓄 10g
瞿麦 10g	石韦 10g	小通草 6g	车前草 30g
败酱草 30g	知母 10g	黄柏 10g	葶苈子 10g
穿心莲 10g	路路通 10g	桑白皮 30g	冬瓜皮 30g

服药 7 剂后,患者小便热涩减轻,腰部酸困不适缓解,舌脉如前。治守上方继服 14 剂,患者小便热涩、腰部酸困明显缓解,小便色如常。

按:许公平认为尿呈酱油色,为血热妄行之血淋,乃热蕴膀胱、灼伤血络所致,治以凉血止血、利尿通淋。方中小蓟、石韦凉血止血,藕节炭、蒲黄既能凉血止血又能活血化瘀,知母、黄柏、败酱草、穿心莲清热解毒,萹蓄、瞿麦、车前草、冬瓜皮利湿通淋,葶苈子、桑白皮清泻上焦。全方既清下焦之热,又清上焦之火,因肺为水之上源,故治下焦水道不利,须同清上焦肺热;清热利湿的同时,着重止血,而止血之中兼以化瘀,使血止而不留瘀。

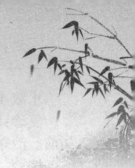

泄　泻

一、病证概要

泄泻是以大便次数增多,粪质稀薄,甚至泻出如水样为临床特征的一种脾胃肠病证,属于中医学"泄泻""洞泻""五更泄"等范畴。

吴澄《不居集》指出:"若饮食失节,起居不时,以致脾胃受伤,则水反为湿,谷反为滞,精华之气不能输化,乃致合污下降,而泄泻作矣。"《医方考》中云:"然脾胃喜甘而恶苦,喜香而恶秽,喜燥而恶湿,喜利而恶滞。"姚止庵谓:"脾本湿土,而性则喜燥,盖湿极则气滞而不能运化矣。"基于上述理论指导,许公平在治疗本病上以运脾祛湿为原则,喜用六炒散为主方,随证加减。急性泄泻以湿盛为主,重用祛湿,辅以健脾,再依寒湿、湿热的不同,分别采用温化寒湿与清化湿热之法。慢性泄泻以脾虚为主,当予运脾补虚,辅以祛湿,并根据不同证候,分别施以益气健脾升提、温肾健脾、抑肝扶脾之法,久泻不止者,尚宜固涩。现将许公平治疗本病的六炒散经验方分享如下:

基础组方:炒白术 15g,炒白芍 12g,炒山药、茯苓、炒扁豆、炒防风各 10g,炒薏苡仁 30g,陈皮、厚朴各 10g。

六炒散中,中药多用炒制以温中健脾而又不易伤津。方中以炒白术、炒扁豆、炒防风健脾升提脾气,陈皮、厚朴降气,二者合用升降相因,恢复脾胃的正常升降功能;"治湿而不利其小便非其治也",故加入炒薏苡仁、茯苓利湿通阳,利小便而实大便;李东垣指出"胃不可不温",故方中以药物炒用以温中,土虚木则可能乘之而加重病情,故加入炒白芍、炒防风柔肝疏肝以防肝木乘土,而且也有改善腹痛的功效。诸药并用,通补兼施,升中有降,降中有升,寒热并用,共奏健脾温胃、利湿化瘀之作用。

二、验案举例

案一 患者,男,21岁。

肥胖,精神倦怠,诉昨日夜间起至就诊时泄泻6次,腹痛,大便稀溏,其色黄褐,泻物臭秽,气味臭秽,肛门灼热,口渴喜饮,身热,小便短黄,苔黄腻,脉滑数。体温37.7℃,腹软,下腹轻压痛,无反跳痛。考虑为湿热之证。治以清肠利湿。

方药:六炒散合葛根黄芩黄连汤加减。

炒白芍 12g	败酱草 12g	茯苓 12g	炒扁豆 10g
白头翁 10g	鱼腥草 10g	葛根 10g	泽泻 10g
车前子 10g	黄芩 10g	黄连 6g	甘草 6g
炒薏苡仁 30g			

复诊:服药4剂后泄泻已止,无腹痛。

按:方中炒扁豆健脾升提脾气;"治湿而不利其小便非其治也",故加入炒薏苡仁、茯苓利湿通阳,利小便而实大便;泽泻、车前子给邪以通路,使湿从小便去,增清热利湿之力;炒白芍、甘草柔肝和脾,缓急止痛;白头翁、败酱草活血化瘀、清热解毒;葛根煨用能升清止泻,黄芩、黄连清热燥湿。

案二 罗某,男,65岁,于2014年7月5日就诊。

1年前曾因饮食不洁,致发热呕吐泄泻,在社区门诊诊断为急性胃肠炎,予抗炎补液治疗,呕吐泄泻止,但此后每天于黎明之时即感腹痛绵绵,肠鸣即泻,泻下完谷,泻后即安,腰膝酸软,手脚不温,小便清长,舌淡苔白,脉细弱。患者年迈,暴泻之后,肾阳虚衰,命火不足,不能温煦脾土,运化失常,引起泄泻。中医将这种泄泻称为"五更泄",治以温补脾肾、固涩止泻,方以四神丸合六炒散加减。

补骨脂 10g	炒山药 10g	茯苓 10g	炒白术 10g
炒扁豆 10g	陈皮 10g	炮姜 6g	木香 6g
砂仁(后下)3g	五味子 10g	煨肉豆蔻 10g	吴茱萸 6g
诃子肉 12g	砂仁 8g	炙甘草 6g	

复诊:服药6剂后,黎明腹痛症状消失,大便溏,舌淡苔白,脉弱。

补骨脂 10g	炒山药 10g	茯苓 10g	炒白术 10g

炒扁豆 10g	陈皮 10g	炮姜 6g	木香 6g
砂仁（后下）3g	五味子 10g	煨肉豆蔻 10g	吴茱萸 6g
诃子肉 12g	砂仁 8g	炙甘草 6g	赤石脂 10g
泽泻 10g			

三诊：服药 7 剂后，大便成形，腰膝酸软、手脚不温诸症改善。

按：脾主升清与运化，脾胃清阳之气在清晨五更之时亦当应运而升，脾的正常运化才能维持正常。如果因为脾胃本身的病变，或者因其他脏病变波及脾胃，使脾胃之升清无力在五更应运而升，转为向下而发生五更泄。《本草新编》曰："五更亥子之时也，正肾水主事，肾气行于此时，则肾不能司其权而泻作。"故温补脾肾、固涩止泻为治疗本病主要治法。脾肾阳虚致使不能运化腐熟水谷，以致运化失权，正如《景岳全书》所述"肾中阳气不足，则命门火衰……阴气极盛之时，则令人洞泄不止也"。今用补骨脂大温之品，温解脾肾，通命门，暖丹田，敛精神；另用白术、茯苓等健脾燥湿，"乃扶植脾胃，散湿除痹，消食除痞之要药也。脾虚不健，术能补之；胃虚不纳，术能助之"（《本草汇言》）。复诊腹痛消失，但大便溏，在原方基础上加泽泻以利小便、实大便，加赤石脂以增固涩之效。

案三　患者，女，68 岁。

曾患急性胃肠炎，调理不当，病转慢性。现在大便泄泻、每天 3~4 次，稍进油腻食物或饮食稍多则大便 7~8 次，伴有不消化食物，腰冷，畏寒，四肢不温，腹痛里急，食欲不振，食后则胃脘胀痛，小便短黄，面色萎黄，神疲倦怠，舌淡苔白，脉细弱、尺脉沉。胆囊切除 8 年。证属脾肾阳虚，治以温补脾肾、固涩止泻，拟六炒散合理中丸加减。

党参 15g	炒山药 15g	炒白术 15g	茯苓 10g
炒扁豆 10g	炒防风 10g	禹余粮 10g	陈皮 9g
桔梗 9g	炒薏苡仁 30g	附子 6g	干姜 5g
甘草 6g			

复诊：服药 7 剂，大便转溏、次数已减，夜寐不安，时自汗出，余症均减轻，仍以前方加力。

党参 15g	炒山药 15g	炒白术 15g	黄芪 15g
茯苓 10g	炒扁豆 10g	炒防风 10g	禹余粮 10g
陈皮 9g	桔梗 9g	炒薏苡仁 30g	附子 6g

干姜 5g　　　　甘草 6g　　　　生龙牡各 18g　　浮小麦 30g

三诊:服前方 7 剂,每天大便 1~2 次,便溏,余症均基本消失。

山茱萸 15g　　炒山药 15g　　炒白术 15g　　　茯苓 10g

炒扁豆 10g　　莲子肉 10g　　补骨脂 10g　　　陈皮 9g

桔梗 9g　　　炒薏苡仁 30g　附子 6g　　　　干姜 5g

甘草 6g

按:《素问·阴阳应象大论》曰:"清气在下,则生飧泄。"升降失常,脾胃不和,纳食虽少,犹停滞胃脘不消,胃不和则夜寐不安。脾阳虚,卫气不固,自汗出,久病之后,肾阳受损,若肾气不足,关门不利,则可发生大便洞泄。腰为肾府,腰冷则属肾阳虚。湿郁小肠,腹痛里急,舌淡苔薄,六脉沉弱,均为虚寒之象。初诊方中党参、白术、茯苓、甘草健脾益气,陈皮、桔梗、扁豆、山药、薏苡仁理气健脾化湿,附子、干姜温中散寒。复诊寐差、自汗明显,原方中加黄芪,与白术、防风起玉屏风之效,固表敛汗,生龙牡奏安神敛汗之效,浮小麦敛汗。三诊中诸症减,但患者久病脾虚及肾,因此后期以温补脾肾为主。

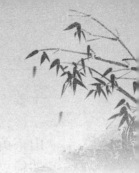

汗　证

一、病证概要

　　汗证是指由于阴阳失调，腠理不固，而致汗液外泄失常的病证。其中，不因外界环境因素的影响，而白昼时时汗出，动辄益甚者，称为自汗；寐中汗出，醒来自止者，称为盗汗，亦称为寝汗。中医家普遍认为自汗属气虚、血虚、阳虚、湿、痰；盗汗属血虚、阴虚。但许公平认为"自汗、盗汗亦各有阴阳之证，不得谓自汗必属阳虚，盗汗必属阴虚也"。《临证指南医案·汗》谓："阳虚自汗，治宜补气以卫外；阴虚盗汗，治当补阴以营内。"许公平认为治疗本病应着重辨明阴阳虚实。一般来说，汗证以属虚者多。自汗多属气虚不固；盗汗多属阴虚内热。但因肝火、湿热等邪热郁蒸所致者，则属实证。病程久者或病变重者会出现阴阳虚实错杂的情况。自汗久则可以伤阴，盗汗久则可以伤阳，出现气阴两虚或阴阳两虚之证。虚证当根据证候的不同而治以益气、养阴、补血、调和营卫；实证当清肝泄热，化湿和营；虚实夹杂者，则根据虚实的主次而适当兼顾。此外，由于自汗、盗汗均以腠理不固、津液外泄为共同病变，故可酌加麻黄根、浮小麦、五味子、牡蛎等固涩敛汗之品，以增强止汗的功能。

二、验案举例

　　案一　患者，男，48岁。汗出明显，夜间尤甚，浸透枕被，平素怕冷，手足冰凉，下肢困乏略肿，夜寐欠安，激素水平提示雄激素 7.0U/L（正常值 8.64~29U/L）。诊其舌质红、苔白腻，脉细滑数。辨为湿浊困滞经络，郁而化热内蒸。予清化疏利并行，拟方如下：

广藿香 10g	佩兰 10g	土茯苓 10g	薏苡仁 30g
冬瓜皮 30g	青蒿 10g	地骨皮 10g	浮小麦 30g

煅龙牡各 10g　　木瓜 10g　　　　牛膝 10g　　　　　淡竹叶 6g
知母 10g

服药 7 剂后复诊:夜间盗汗症状有所改善,下肢浮肿较初诊明显减轻,但仍觉手足冰凉,夜休可,舌黯红、苔薄白略厚,脉细滑。

二诊守方,在原方基础上去淡竹叶、知母、木瓜,加莱菔子 30g、小通草 6g、鸡血藤 10g。

服药 7 剂后再诊:夜间盗汗症状基本消失,下肢不肿,手足冰凉改善,诊其舌黯红、苔薄白,脉细。

女贞子 10g　　　墨旱莲 6g　　　麦冬 10g　　　　五味子 10g
黄芩 10g　　　　青蒿 10g　　　地骨皮 10g　　　浮小麦 30g
牡蛎 30g　　　　淡竹叶 6g　　　知母 10g　　　　佩兰 10g
五加皮 10g

按:盗汗固然多属阴虚内热,但临证却多阴阳虚实错杂。本案患者素体湿热偏盛,以致湿热内盛,邪热郁蒸,津液外泄而致汗出增多。湿瘀阻络,阳郁不达,故见手足冰凉。在初诊时以祛湿除瘀为法,方中广藿香、佩兰、薏苡仁、冬瓜皮、木瓜皆除湿祛瘀,浮小麦、煅龙牡固涩敛汗且可安神,淡竹叶、知母清心安神,青蒿、地骨皮清透虚热、引药入阴。《河间六书》云:"治湿之法,不利小便,非其治也。"《医宗必读》云:"使湿从小便而去,如农人治涝,导其下流,虽处卑隘,不忧巨浸。"复诊查其舌脉仍有湿象,继续初诊治则,在此基础上加莱菔子、小通草,给湿以通路,使湿从小便去,同时改木瓜为鸡血藤,为湿病于先而瘀生于后。三诊患者诸症改善,湿瘀之象已无,后继方药调整为益肾填精之品。《临证指南医案·汗》谓:"阴虚盗汗,治当补阴以营内。"患者雄激素水平低,责之肾中之精衰,类同于女性围绝经期,出现盗汗症状,故在祛瘀之后,需治本,方以二至丸加减,益肾填精。

案二　患者,女,32 岁,平素易于感冒,经常服用复方氨酚烷胺胶囊(快克)、复方一枝蒿等药物,近期觉体倦乏力,稍劳汗出尤甚,浸透衣物,汗出恶风,夏天在办公室空调房中需加薄外套。诊其舌淡红、苔薄白,脉细弱。辨证为肺卫不固证,治宜益气固表为法,方以玉屏风散加减。方示如下:

黄芪 10g　　　白术 10g　　　防风 10g　　　浮小麦 30g
党参 12g　　　黄精 9g　　　 牡蛎 30g　　　麻黄根 6g

服药 3 剂后,痊愈。

按:患者平素易感冒,久服解表之剂,每致肌腠疏松,卫表不固而致自汗。柯韵伯谓:"邪之所凑,其气必虚,故治风者,不患无以驱之,而患无以御之;不畏风之不去,而畏风之复来。何则? 发散太过,玄府不闭故也。"选方玉屏风散,方中防风遍行周身,称治风之仙药;黄芪能补三焦而实卫,为玄府御风之关键,是补剂中之风药也。白术健脾胃,温分肉,培土即以宁风。借防风之善驱风得黄芪以固表,则外有所卫;得白术以固里,则内有所据,风邪去而不复来。浮小麦、牡蛎固表敛汗。党参、黄精益气固摄。

案三　高某,女,49 岁,2016 年 10 月 9 日初诊。

患者平素有头晕、目眩,汗多,1 周前突然昏倒,不省人事,当时血压 84/50mmHg,于当地社区医院救治后很快苏醒,但仍心慌、气短、头晕、目眩、嗜睡、汗多,夜间汗出尤甚,食欲尚佳,二便及月经正常。自服归脾汤加牡蛎、浮小麦、枸杞子等,未见显效。舌淡红、无苔,脉沉细有力。证属肝热阴虚,肝阳不潜,兼心血不足;治宜滋阴潜阳,兼养血宁心;予酸枣仁汤加味。处方:

酸枣仁 10g	知母 10g	川芎 8g	茯神 10g
炙甘草 6g	珍珠母 30g	石决明 30g	女贞子 10g
墨旱莲 9g	牛膝 10g	地骨皮 10g	龟甲 15g

连服 14 剂。

10 月 24 日二诊:服药后诸症见好,汗出大减,尚有心慌及疲乏感,余无特殊。改为滋阴养血为主,处方:

柏子仁 10g	枸杞子 10g	山麦冬 10g	当归 10g
石菖蒲 10g	茯神 10g	生地黄 10g	炙甘草 6g
地骨皮 10g	炒枣仁 12g		

连服数剂后,诸症渐愈,复至正常。

按:本例汗证确属素体阴虚,虚阳又动于阴分,营阴失于内守,故头晕目眩,甚则昏倒,事后汗多,以夜间更甚。由阴虚而营阴不固,肝阴乃虚,肝阳则不潜,加之心血不足。汗为心之液,肝热,心虚而汗出,所以用滋阴潜阳、养心安神之剂,而收敛汗之功。

案四　王某,男,40 岁。患者自汗、多汗 3 个月,先后服中西药皆不能止汗。动则汗出,额头及颈皆见汗出,口渴欲饮,心烦气躁,神

倦思卧,喜饮凉茶,大便干结。舌肿苔薄、有齿痕,脉浮缓。辨证为气虚肺卫不固,治以调和营卫、益气固表。方药:

桂枝 10g	白芍 10g	黄芪 30g	炒枣仁 20g
煅牡蛎 30g	龙骨 30g	浮小麦 20g	大枣 10g
炙甘草 6g			

复诊:汗出减少,心烦平,神倦乏力有好转,守原方再服 2 周,则自汗止。

按:《灵枢·决气》说:"腠理发泄,汗出溱溱,是谓津。"津液随卫气输布,循经脉营血而周流。体内阴阳的偏盛偏衰,营卫失和,或邪热偏盛蒸液外出,是产生自汗的主要病理变化。自汗为阳气虚,卫表不固,腠理疏松,阴液不藏所致。阳气不能充肌肤、实腠理,营阴不能养体,故神倦;汗为心之液,汗出过多则心气受损,故心烦气躁而不安。法当调和营卫,益气固表,敛汗潜阳,以安心神。方中以桂枝为君,辛温通阳,调整卫气,白芍益阴和营,两药等量,相伍则调和营卫之气;配黄芪益气固表、充腠理、实卫表,酸枣仁养心敛汗;佐牡蛎、龙骨潜阳滋阴、敛汗宁神以治营卫不调,浮小麦固表止汗;甘草、大枣甘柔滋脾,和中益气,助桂芍调和营卫。诸药合用,益气固表,调和营卫,敛汗潜阳,养心健脾,充肌表,固腠理,止汗如神。笔者临证多用此方治疗自汗、多汗经久不愈者。但风热感冒者勿用。

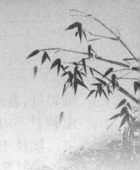

瘿　病

一、病　证　概　要

　　亚急性甲状腺炎是临床常见的甲状腺疾病,发病原因是病毒对甲状腺的感染。病毒种类包括腮腺炎病毒、柯萨奇病毒、流感病毒、埃可病毒及腺病毒等。本病发病前患者常先有上呼吸道感染。临床典型症状为甲状腺部位有逐渐发生的或骤然发生的疼痛,严重者在转动头部或吞咽时疼痛加重,可向耳部、下颌或枕骨部位放射并伴有发热。

　　中医典籍中虽然没有类似西医"亚急性甲状腺炎"的病名,但根据患者颈部或咽部疼痛、发热伴有甲状腺结节样肿大等症状,故可隶属于中医"瘿病"范畴,其病因病机可归纳为外感和内伤两个方面。外感风热火毒之邪是其发病的主要外因,情志内伤是其发病的主要内因。《医学入门》认为"原因忧恚所致"。《济生方》认为:"夫瘿瘤者,多由喜怒不节,忧思过度,而成斯疾焉。大抵人之气血,循环一身,常欲无滞留之患,调摄失宜,气凝血滞,为瘿为瘤。"其病机多为情志久郁不舒,加之卫表不固,外部浊毒内侵,痰瘀互结,蕴结于颈前而致疼痛。病性多属实,为邪热与痰瘀互结。一般治以清热解毒、化痰散瘀之法。根据这一治则,我科在临床中选用新癀片外敷局部及中药汤剂加减治疗本病,取得了很好的效果。

　　许公平认为本病病位在颈前喉结两旁,与肝、脾功能失调密切相关。本病病性以实证居多,病久可由实转虚,导致虚实夹杂。

辨证分型治疗:

1. 风热火毒证

主症:发热、恶寒,口干咽痛,颈部胀痛,烦躁易怒,食欲不振,舌质红,苔黄,脉数。

治法:清热解毒。

方药:银翘散合五味消毒饮加减。

金银花 10g	连翘 10g	薄荷 6g	桔梗 10g
甘草 10g	牛蒡子 10g	黄连 10g	黄芩 10g
芦根 10g	浙贝母 15g	蒲公英 15g	紫花地丁 10g

2. 气郁痰阻证

主症:颈部胀痛,胸胁胀满,心胸痞闷,脘胀纳呆,情志抑郁,舌质稍黯,苔白腻,脉弦滑。

治法:理气化痰。

方药:四逆散合半夏厚朴汤加减。

柴胡 10g	枳壳 10g	赤芍 10g	半夏 10g
厚朴 10g	陈皮 10g	茯苓 10g	郁金 10g
香附 10g	浙贝母 15g		

3. 火郁痰阻证

主症:颈部胀痛,烦躁易怒,口苦咽干,心悸失眠,肢颤多汗,大便闭结,舌质红,苔黄腻,脉滑数。

治法:清热化痰。

方药:小陷胸汤合丹栀逍遥散加减。

黄连 9g	半夏 9g	瓜蒌 15g	柴胡 10g
赤芍 10g	土茯苓 10g	丹皮 10g	栀子 10g
龙胆 10g	夏枯草 10g		

4. 痰结血瘀证

主症:颈前肿大,经久不消,赤络显露,声音嘶哑,胸闷,纳差,舌质紫黯或有瘀斑,苔白腻,脉弦或涩。

治法:清热解毒,化痰散瘀。

方药:贝母瓜蒌散合血府逐瘀汤加减。

浙贝母 15g	瓜蒌 15g	茯苓 10g	陈皮 10g
天花粉 10g	茯苓 10g	当归 10g	赤芍 10g
桃仁 9g	红花 6g	丹皮 10g	穿山甲 6g
木蝴蝶 6g	青果 6g	山慈菇 6g	桔梗 10g

二、验案举例

亚急性甲状腺炎案

魏某,男,41 岁,因颈部疼痛伴发热 10 余天来诊。

患者于 10 天前受凉后感咽痛不适,伴颈部疼痛,发热,体温最高 38.5℃。在新疆医科大学第一附属医院就诊,甲状腺 B 超示甲状腺多发大片状低回声区,亚急性甲状腺炎不除外;甲状腺功能示 T_3、T_4 升高,TSH 降低;血常规示白细胞计数 7.01×10^9/L,血沉(ESR)52mm/h。诊为亚急性甲状腺炎,给予泼尼松 5mg、每天 3 次。患者恐激素有副作用而未服药,予消炎药静脉滴注,体温稍有下降,但余症未减。转而寻求中医治疗。

症见精神不振,持续低热,时有头颈部疼痛,颈部有压痛,食欲欠佳,大便干燥,舌质黯、苔薄黄,脉弦细数。

查体:体温 37.5℃,BP 130/80mmHg,HR 92 次 /min,律齐。甲状腺不大,右侧可扪及结节,压痛阳性。

证属风热火毒证,治宜清热解毒。

处方:

木蝴蝶 6g	青果 6g	马勃 6g	射干 10g
金银花 10g	鱼腥草 10g	穿心莲 10g	龙葵 10g
紫花地丁 10g	桃仁 10g	芦根 30g	川楝子 6g
山慈菇 6g			

3 剂,水煎服,每天 1 剂,每天 2 次。

二诊:患者体温降至 37.2℃,4 天后体温恢复正常。头颈部疼痛消失,颈部压痛减轻,汗多,食欲较前转好,大便干燥。方示如下:

苏梗 10g	木蝴蝶 6g	青果 6g	金银花 10g
穿心莲 10g	紫花地丁 10g	大黄 10g	莱菔子 30g
木香 10g	地骨皮 10g	青蒿 10g	

7 剂,服法同上。

三诊:体温一直正常,吞咽时感右侧咽部不适。食欲较前好转,感气短,时胸闷,汗少,大便干燥。

木蝴蝶 6g	青果 6g	马勃 6g	射干 10g

金银花 10g	鱼腥草 10g	穿心莲 10g	龙葵 10g
紫花地丁 10g	桃仁 10g	芦根 30g	川楝子 6g
山慈菇 6g	桔梗 10g	丹参 15g	砂仁 6g
檀香 6g	元参 10g		

7 剂,水煎服,每天 1 剂。

四诊:体温正常,吞咽时右侧咽部不适感减轻。气短、胸闷减轻,大便 1 次/d、不干。查体:甲状腺不大,右侧可扪及结节,压痛阴性。复查 ESR 16mm/h,甲状腺功能示 T_3、T_4、TSH 均正常。

木蝴蝶 6g	青果 6g	马勃 6g	射干 10g
金银花 10g	鱼腥草 10g	穿心莲 10g	龙葵 10g
紫花地丁 10g	桃仁 10g	芦根 30g	川楝子 6g
山慈菇 6g	桔梗 10g	丹参 15g	砂仁 6g
檀香 6g			

7 剂,水煎服,每天 1 剂。

此后患者一直在门诊随诊,继用上方加减 1 个月,病情平稳,至今未再发作。

按:亚急性甲状腺炎,西医以非甾体抗炎药及激素治疗。本案因拒绝激素治疗寻求中医药治疗,四诊合参,辨证为热毒蕴结证,以五味消毒饮为主方清热解毒,加马勃、射干、穿心莲解毒利咽,桔梗载药上行,直达病所取得了良好效果。临床对于从未用过糖皮质激素的亚急性甲状腺炎患者,应用本方加减,起效较快,体温可较快恢复正常,症状明显缓解;对于已经使用糖皮质激素的患者,在应用本方的同时,激素可逐渐撤减,在减药过程中病情平稳、不易反复,不仅体温恢复正常,颈部疼痛及结节亦逐渐消失或减小。总之,经临床观察证实,中医药治疗亚急性甲状腺炎,不仅能有效控制病情,防止病情复发,且能够避免长期服用激素或非甾体抗炎药所带来的不良反应。

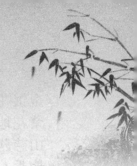

头　　痛

一、病证概要

头痛指由于外感内伤,导致脉络绌急或失养,清窍不利所引起的以患者自觉头部疼痛为特征的一种病证。头为天象、清阳之分,无论外感、内伤,皆能乱其清气,搏击致痛。临证可从风、寒、火、痰论治头痛,按部位分经,涉及太阳、阳明、少阳。《丹溪心法》认为头痛多因痰与火。我科采用许公平通过多年临床工作总结出的经验方治疗头痛。

分型用药:

1. 风湿证

主症:头痛如裹,肢体困重,胸闷纳呆,小便不利,大便或溏,苔白腻,脉濡滑。

治法:祛风胜湿。

方药:羌活胜湿汤加减。

羌活 10g　　　独活 10g　　　防风 10g　　　藁本 10g
川芎 6g　　　荆芥 10g　　　甘草 6g

加减:若湿阻中焦,可加苍术、陈皮、厚朴;若恶心呕吐,可加生姜、半夏、藿香。

2. 肝阳证

主症:头胀痛而眩,心烦易怒,胁痛、夜眠不宁、口苦,舌质红,苔薄黄,脉沉弦有力。

治法:平肝潜阳。

方药:天麻钩藤饮加减。

天麻 10g　　　钩藤 10g　　　石决明 20g　　　黄芪 10g
栀子 10g　　　川牛膝 15g　　　杜仲 10g　　　桑寄生 10g
夜交藤 30g　　　茯神 10g

加减:若湿阻中焦,可加苍术、陈皮、厚朴;若恶心呕吐,可加生姜、半夏、藿香。

3. 气血虚证

主症：头痛而晕，心悸不宁，遇劳则重，自汗，气短，畏风，神疲乏力，面色㿠白，舌淡苔薄白，脉沉细而弱。

治法：气血双补。

方药：八珍汤加减。

白术 10g	甘草 10g	茯苓 10g	人参 12g
生姜 6g	大枣 6g	当归 10g	生地 10g
川芎 6g	赤芍 10g		

加减：可加菊花、蔓荆子入肝经，清头明目。

4. 瘀血证

主症：头痛经久不愈，其痛如刺，固定不移，或头部有外伤史，舌紫或有瘀斑、瘀点，苔薄白，脉沉细或细涩。

治法：通窍活络化瘀。

方药：通窍活血汤加减。

麝香（包）0.15g	葱白 9g	生姜 9g	桃仁 9g
川芎 10g	红花 9g	赤芍 10g	白术 10g
甘草 6g	茯苓 10g	人参 15g	当归 10g

加减：可加全蝎、蜈蚣等虫类药搜逐风邪，活络止痛。

5. 痰浊证

主症：头痛昏重，胸脘满闷，呕恶痰涎，纳食呆滞，身体困重，苔白腻，脉滑。

治法：化痰祛湿。

方药：半夏白术天麻汤加减。

法半夏 15g	白术 12g	天麻 12g	茯苓 12g
陈皮 6g	蔓荆子 10g	蒺藜 10g	

加减：胸闷、苔白腻者，加厚朴；口苦、苔黄腻者，去白术，加胆南星、黄芩；痰浊化热者，加黄连 10g、竹茹 12g。

6. 肾虚证

主症：头痛而空，每兼眩晕，腰痛酸软，神疲乏力，遗精，带下，耳鸣少寐，舌红少苔，脉沉细无力。

治法：补肾养阴。

方药:六味地黄丸加减。

| 山茱萸 10g | 丹皮 10g | 茯苓 10g | 泽泻 10g |
| 山药 10g | 熟地 10g | 川断 10g | |

加减:若肾阳不足者,可用右归丸。

二、验 案 举 例

案一 许某,女,62 岁,2013 年 11 月 5 日初诊。

半年来卧床不起,头痛,头晕,目眩,耳鸣,身倦乏力,精神不振,腰腿酸痛,舌质淡苔黄,脉弦。证属肝肾不足、肝阳上亢之证。治宜平肝潜阳。处方:

天麻 10g	钩藤 10g	水牛角粉 10g	川牛膝 10g
桑叶 10g	荷叶 6g	地龙 6g	路路通 10g
胆南星 6g	桑枝 10g	丝瓜络 10g	络石藤 10g
木瓜 10g			

5 天后复诊:自诉症状较前有所改善,故继予原方 5 剂继服。

按: 诸风掉眩,皆属于肝。阳动则风生,肝缓则风息;阴虚则阳亢,液足则阳潜。患者久病,肝肾不足,肝阳偏亢,火热上扰,故见头痛、眩晕、耳鸣。方中天麻、钩藤均有平肝息风之效,且天麻为"治风之神药"(《本草纲目》);川牛膝引血下行,加以地龙、路路通以增强活血通络之效。许公平重视以胃气为本,故用滋阴为主,庶不伤胃气,继则养阴和阳,终则滋阴潜阳,诸症消失。

案二 苑某,女,49 岁。

患者近 1 年时感头痛,头晕,头中轰鸣,胸闷心慌,夜寐欠安,腰酸腰痛,舌质淡苔薄,脉细弦而弱。辨证为肾阴亏虚、髓海不足,治以补肾益精,方以六味地黄丸加减。

山茱萸 10g	丹皮 10g	茯苓 10g	泽泻 10g
山药 10g	熟地 10g	川断 12g	桑寄生 15g
黄芪 10g	当归 12g	党参 12g	甘草 6g

5 剂,浓煎 400ml,每天 1 剂,早晚饭后温服 200ml。

5 天后复诊:自诉头痛、头晕,头中轰鸣症状较前有所改善,仍感夜寐欠安,故调整方药:原方去党参、甘草,加磁石 30g、酸枣仁 10g。

按:《素问·奇病论》提到,若"人有病头痛以数岁不已",其原因为机体"所犯大寒,内至骨髓",而"髓者以脑为主",所以表现为"脑逆故令头痛"。肾为先天之本,肾阴不足,则变生诸证。腰为肾之府,肾主骨生髓,齿为骨之余,肾阴不足则骨髓不充,故见腰酸腰痛;脑为髓之海,肾阴亏虚,不能生髓充脑,故见头晕、头中轰鸣;阴虚生内热,甚则虚火上炎,故见夜寐欠安。亦即王冰所说"壮水之主,以制阳光"。方中以熟地滋阴补肾、益精填髓,山萸肉补养肝肾、并能涩精,山药补益脾经、亦能固精,三药相配,滋养肝脾肾,称为"三补";泽泻利湿泄浊,丹皮清泻相火,茯苓淡渗脾湿,为"三泻",渗湿浊,清虚热。《灵枢·海论》云:"髓海不足,则脑转耳鸣。"脑髓的生成,来源有二,一是来源于先天之精,故《黄帝内经》云"人始生,先成精,精成而脑髓生";二是来源于后天之精的补充。肾藏精,主骨生髓,肾气通于脑,肾精足则身轻劲足,体力强盛。本病因肾精亏虚,髓海不足,故见眩晕、耳鸣、腰酸腰痛,符合《黄帝内经》的描述,故疗以补肾填精为法。

案三 林某,女,40岁,中学教师。

2009年1月初诊:左侧颜面及头部疼痛连及下颌部,疼痛剧烈,夜不得眠,伴口苦咽干,舌淡苔黄,脉弦。证属痰热内阻,经气不通。故拟化痰清热之法,方选温胆汤加味。

| 竹茹 10g | 枳实 10g | 半夏 10g | 茯苓 10g |
| 焦栀子 10g | 炙甘草 6g | 陈皮 10g | |

水煎服,3剂。

二诊:1月15日。服上药后痛减,但感乏力。上方加白术10g、党参10g,再服3剂后痛止病愈。

按:此患者肝经痰火借风势而上攻于清窍,痰邪内阻,经气不利则见头痛难忍,痰湿郁而化热则口苦咽干、脉弦苔黄,因痰热实邪耗伤气阴而见乏力,故予党参、白术益气健脾,以杜生痰之源。

案四 张某,男,67岁。

既往有糖尿病、高血压病史数年,近期感头痛、头部昏蒙、眼睛干涩、迎风流泪、夜寐差、难以入睡,困乏,腰酸腰困,大便秘结,舌红苔薄黄,脉数。

辨证:痰湿上蒙,肝火上炎,心神不宁。

治则:健脾化痰,泻肝息风。

水牛角 10g	法半夏 6g	青礞石 10g	胆南星 6g
龙胆 9g	夜明砂 6g	竹叶 6g	桑叶 10g
荷叶 6g	夜交藤 10g	磁石 30g	酸枣仁 10g
桑寄生 10g			

浓煎 400ml,每天 1 剂,早晚饭后温服 200ml。

复诊:2013 年 9 月 18 日。患者诉头痛、头部昏蒙、眼睛干涩、迎风流泪、困乏、腰酸腰困等症状较前有所改善,仍感夜寐差、难以入睡。改方如下:

水牛角 10g	法半夏 6g	青礞石 10g	胆南星 6g
龙胆 9g	夜明砂 6g	竹叶 6g	桑叶 10g
荷叶 6g	夜交藤 10g	磁石 30g	酸枣仁 10g
朱砂 3g			

浓煎 400ml,每天 1 剂,早晚饭后温服 200ml。

按:根据舌苔、脉象,诊断本案为痰湿上蒙、肝火上炎、心神不宁。头为诸阳之会,手足三阳经络皆循头面,厥阴经上会于巅顶,故头痛可根据发病部位之异,参照经络循行路线,加以判断,则有利于审因论治。方中法半夏、胆南星健脾化痰;水牛角、桑寄生补肝肾;龙胆大苦大寒,直泻肝火;夜交藤、磁石、酸枣仁宁心安神。诸药合用,共奏健脾化痰、泻肝息风之效。

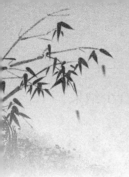

便　秘

一、病证概要

便秘为临床常见病证,《伤寒论》将其分为阴结、阳结、脾约 3 种,后世医家对其分类繁杂,往往不易被临床医生掌握;又加之近来过于强调中西医结合,单纯追求少而简,致使一些医者仅仅知道攻下、润下两法。正如《景岳全书》所云:"此其立名太烦,又无确据,不得其要,而徒滋疑惑,不无为临证之害也。"许公平据临证 40 年经验,执繁就简,总结治疗便秘经验,将其辨证分为 2 型。

1. 湿热中阻

病机:西北之人,素喜辛热肥甘厚味、恣饮酒浆,以致胃肠湿热积滞,气机壅塞,大肠传导失司;或热伤津液,肠导失润,而致大便干结不通。

症见:此类患者多形体肥胖,大便干结、数日一行,伴见身热、口干口臭、腹胀、小便短赤,舌红苔黄腻,脉滑。

治法:清热除湿通腑。

方药:茵陈蒿汤合平胃散加减。

基本方:

| 茵陈蒿 10g | 栀子 10g | 大黄 6g | 苍白术各 10g |
| 茯苓 10g | 土茯苓 10g | 厚朴 6g | |

加减:若大便干结难行,可加芒硝 3g 冲服,清热软坚;干结成粒,加番泻叶泻下;湿重者,可加佩兰、藿香,芳香化湿。腹胀明显者,还可加槟榔、枳实。

2. 气机郁滞

病机:今时之人,多有忧思多度,情志不遂,或多坐少动,致气机郁滞,不能宣达,通降失常,糟粕内停,不得下行,而致大便秘结。《金匮翼》曰:"气秘者,气内滞而物不行也。"

症见:大便秘结不通,便而不畅,胸胁满闷,嗳气频作,食少纳呆,舌苔薄腻,脉弦。

治法:行气导滞。

方药:六磨汤加减。

基本方:

| 木香 10g | 乌药 6g | 枳实 10g | 大黄 6g |
| 槟榔 10g | 莱菔子 30g | 厚朴 6g | 大腹皮 10g |

二、验案举例

案一 谭某,女,41岁,2014年5月14日初诊。

诉长期大便秘结,3~4天大便1次,便而不畅,肠鸣矢气,腹中胀痛,胸胁满闷,嗳气频作,饮食减少,舌苔薄腻,脉弦。辨证为气机郁滞、腑气不通,治以顺气导滞,六磨汤加减。

木香 10g	枳实 10g	大黄 6g	槟榔 10g
栀子 10g	茵陈 10g	肉苁蓉 10g	火麻仁 30g
莱菔子 30g	番泻叶 3g	厚朴 6g	大腹皮 10g
僵蚕 6g			

按:《金匮翼》曰:"气秘者,气内滞而物不行也。"患者平素心思缜密,遇事多虑忧心,长此以往,忧愁思虑,气机郁滞,脾伤气结,气机不利,导致腑气郁滞,通降失常,传导失职,糟粕内停,不得下行,出而不畅。方中木香调气;大黄、槟榔、枳实破气行滞;厚朴、莱菔子、大腹皮以助理气之功。气郁日久,郁而化火,可加黄芩、栀子清肝泻火。

案二 患者,女,53岁,回族。糖尿病,形体肥胖,便秘多年、3~4天一行,大便臭秽黏腻,伴见怕热、口干口臭、腹胀、小便短赤,舌红苔黄腻,脉滑。

辨证:湿热中阻。

治以清热除湿通腑为法,予茵陈蒿汤合平胃散加减。处方:

茵陈蒿 10g	栀子 10g	大黄 6g	苍白术各 10g
茯苓 10g	土茯苓 10g	厚朴 6g	薏苡仁 30g
藿香 10g	佩兰 10g	莱菔子 30g	车前子(包)10g
槟榔 10g			

7剂,水煎服,每天2次。

嘱:遵糖尿病饮食原则,多食绿叶蔬菜。

二诊:患者大便1~2天一行,腹胀、便臭明显减轻,仍有口干。上方去藿香、佩兰,加竹叶6g、知母10g。

7剂,水煎服,每天2次。

三诊:大便已基本正常,门诊继续以治疗糖尿病为主。

按:患者虽有糖尿病,但饮食控制不良,喜食面食、肉类及辛辣食物,助湿生热,湿热阻滞中焦,气机壅塞,大肠传导失司,而致大便数日才行。方中茵陈蒿、栀子清热,苍术、白术、茯苓健脾化湿,土茯苓、车前子利湿,薏苡仁除湿,佩兰、藿香芳香除秽化湿,大黄、厚朴、槟榔、莱菔子行气除满通便。全方使湿祛热清,中焦气机得畅,肠道传导正常,则便通矣。

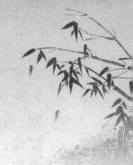

不　寐

一、病证概要

（一）病因病机

不寐是以经常不能获得正常睡眠为特征的一类病证。本病主要表现为睡眠时间、深度的不足，轻者入睡困难，或寐而不酣，时寐时醒，或醒后不能再寐，重则彻夜不寐，常影响人们的正常工作、生活、学习和健康。

不寐在《黄帝内经》中称为"不得卧""目不瞑"。《素问·逆调论》记载有"胃不和则卧不安"。《伤寒论》及《金匮要略》认为病因分为外感和内伤两类，提出"虚劳虚烦不得眠"的论述。明代李中梓提出："不寐之故，大约有五：一曰气虚，一曰阴虚，一曰痰滞，一曰水停，一曰胃不和。"戴原礼《证治要诀》又提出"年高人阳衰不寐"之论。

许公平认为本病多为情志所伤、饮食不节、劳逸失调、久病体虚等因素引起脏腑功能紊乱，气血失和，阴阳失调，阳不入阴而发病。病位主要在心，涉及肝胆脾胃肾；基本病机为阳盛阴衰，阴阳失交，一为阴虚不能纳阳，一为阳盛不得入于阴。病理性质有虚实两面，肝郁化火、痰热内扰，心神不安为实；心脾两虚、心胆气虚、心肾不交，心神失养为虚。但久病可表现为虚实兼夹，或为瘀血所致。

许公平认为本病辨证首分虚实，治疗当以补虚泻实、调整脏腑阴阳为原则。实证泻其有余，如疏肝泻火、清化痰热、消导和中；虚证补其不足，如益气养血、健脾补肝益肾。在泻实补虚的基础上安神定志，如养血安神、镇惊安神、清心安神。具体证治分类如下：

（二）分型证治

1. 实证

（1）肝火扰心

主症：不寐多梦，甚则彻夜不眠，急躁易怒，伴头晕头胀，目赤耳鸣,口干而苦,不思饮食,便秘溲赤,舌红苔黄,脉弦而数。

治法:疏肝泻火,镇心安神。

基本方:小柴胡汤加龙骨、牡蛎。

| 柴胡 10g | 黄芩 10g | 半夏 10g | 党参 12g |
| 龙骨 6g | 牡蛎 6g | 甘草 10g | |

失眠病机是阴阳不交,阴阳不相协调。小柴胡汤调和阴阳,从而达到治疗的目的;可枢转少阳之机,使阴阳之气流转通畅,开合有度,则人能入眠。

（2）痰热扰心

主症:心烦不寐,胸闷脘痞,泛恶嗳气,伴口苦,头重,目眩,舌偏红,苔黄腻,脉滑数。

治法:清化痰热,和中安神。

基本方:黄连温胆汤加减。

常用药:

半夏 6g	陈皮 6g	茯苓 10g	枳实 6g
黄连 6g	竹茹 6g	龙齿 6g	珍珠母 10g
磁石 30g			

半夏、陈皮、茯苓、枳实健脾化痰,理气和胃;黄连、竹茹清心降火化痰;龙齿、珍珠母、磁石镇惊安神。伴胸闷嗳气,脘腹胀满,大便不爽,苔腻脉滑,加用半夏秫米汤和胃健脾,交通阴阳,和胃降气;若饮食停滞,胃中不和,嗳腐吞酸,脘腹胀痛,再加神曲、焦山楂、莱菔子以消导和中。

2. 虚证

（1）心脾两虚

主症:患者不易入睡,多梦易醒,心悸健忘,神疲食少,伴头晕目眩,四肢倦怠,面色少华,舌淡苔薄,脉细无力。

治法:补益心脾,养血安神。

基本方:归脾汤(《济生方》)加减。

人参 12g	白术 10g	甘草 6g	当归 10g
黄芪 10g	远志 10g	酸枣仁 15g	茯神 10g
龙眼肉 10g	木香 6g	五味子 10g	合欢花 10g
夜交藤 30g	柏子仁 10g		

人参、白术、甘草益气健脾;当归、黄芪补气生血;远志、酸枣仁、茯神、龙眼肉补心益脾安神;木香行气舒脾。若失眠较重,加五味子、合欢花、夜交藤、柏子仁以助养心安神,或加龙骨、牡蛎以镇静安神;若血虚较甚,加熟地黄、白芍、阿胶以补血充脑;若脘闷纳呆、舌苔厚腻者,加半夏、陈皮、茯苓、厚朴以健脾理气化痰。

（2）心胆气虚

主症:虚烦不寐,触事易惊,终日惕惕,胆怯心悸,伴气短自汗,倦怠乏力,舌淡,脉弦细。

治法:益气镇惊,安神定志。

基本方:安神定志丸(《医学心悟》)加减。

人参 12g	茯苓 10g	甘草 6g	茯神 10g
远志 6g	龙齿 6g	石菖蒲 10g	川芎 6g
酸枣仁 15g	知母 10g		

若血虚阳浮、虚烦不寐者,宜用酸枣仁汤。方中以酸枣仁安神养肝为主;川芎和血以助酸枣仁养心;茯苓化痰宁心,助酸枣仁安神;知母清胆宁神。如病情较重,可二方合用;若心悸较甚者,前方基础上加生牡蛎、朱砂以加强镇静安神之力。

（3）心肾不交

主症:心烦不寐,入睡困难,心悸多梦,伴头晕耳鸣,腰膝酸软,潮热盗汗,五心烦热,咽干少津,男子遗精,女子月经不调,舌红少苔,脉细数。

治法:滋阴降火,交通心肾。

基本方:六味地黄丸合交泰丸加减。

熟地黄 10g	山萸肉 10g	山药 10g	泽泻 10g
茯苓 10g	丹皮 10g	黄连 6g	肉桂 6g

前方以滋补肾阴为主,用于头晕耳鸣、腰膝酸软、潮热盗汗等肾阴不足证;后方清心降火,引火归原,用于心烦不寐、梦遗失精等心火偏亢证。方中熟地黄、山萸肉、山药滋补肝肾,填精益髓;泽泻、茯苓、丹皮健脾渗湿,清泄相火;黄连清心降火;肉桂引火归原。心阴不足为主者,可用天王补心丹以滋阴养血、补心安神;心烦不寐、彻夜不眠者,加朱砂、磁石、龙骨、龙齿以重镇安神。

二、验案举例

案一　王某,女,42岁。患者自诉失眠反复发作10余年,3个月前因崩漏行诊刮术后,症状加重,心中烦热,夜寐不安,噩梦惊扰,前日起已彻夜不眠,痛苦不堪,大便调,小便色黄,口干喜饮,舌红苔薄黄,脉细微数。证属心血不足,心神不安;治宜滋阴养血,清心安神。处方:

黄连5g	党参10g	天冬10g	麦冬10g
玄参10g	丹参10g	五味子10g	桔梗10g
当归10g	炙远志10g	竹茹10g	生地黄12g
阿胶12g	炒枣仁15g	煅龙骨30g	煅牡蛎30g

二诊:服药7剂后,睡眠已佳,但来诊前1天出现胃脘疼痛、饮食不消之症。虑其滋腻碍胃,复加放疗毒性反应之虞,上方加砂仁、谷芽、麦芽、川楝子、延胡索各10g。

三诊:服药7剂后,胃脘舒,寐安。

按:《景岳全书》中说:"无邪而不寐者,必营气之不足也。营主血,血虚则无以养心,心虚则神不守舍。"本例患者,旧恙反复十余载,加之妇科恶疾,旧新交加,造成营血亏虚,不能上奉于心,而致心神不安、心失所养之证。药取天王补心丹,是取二冬之寒以清气中之火,当归之甘以生心血,玄参之咸以补心血,丹参之寒以清血中之火,更借桔梗为舟楫、远志为向导,载药上行;外合黄连折心火,阿胶滋阴血,是以标本兼顾,补而不滞。

案二　李某,女,35岁。患者自诉3个月前受过惊吓后,稍闻响动便觉心跳加剧,惶恐终日,夜卧不寐,并常感头重身困,胸闷不舒,纳差,泛恶时作,形体渐消,二便调。查舌淡红、苔白微腻,脉细弦、右兼滑象。许公平治以温胆汤清化痰热,并佐以重镇之品安神。处方:

柴胡10g	黄芩10g	炒枳实10g	竹茹10g
陈皮10g	制半夏10g	茯苓15g	炒枣仁15g
谷芽15g	麦芽15g	煅龙骨30g	煅牡蛎30g
夜交藤30g	炙甘草6g	生姜3片	大枣5枚

二诊:服药7剂后,心悸、易惊好转,夜卧梦少、睡眠渐佳。守方

继进 7 剂。

三诊:继服 7 剂,已能安稳入睡。

按:《素问·举痛论》指出"恐则气下""惊则气乱"。本例患者暴受惊恐,造成气机逆乱,进而损伤脏腑,脾胃受损,精微不布,痰浊内聚,上扰心神,发为不寐。《三因极一病证方论》之温胆汤,中正平和,易随证加减。究其功效,一则清热化痰、和中安神,适用于胆胃不和、中州失调之证,属"胃不和则卧不安也";二则为壮胆之剂。《三因极一病证方论》之温胆汤,主治扩充为"心胆虚怯,触事易惊,或梦寐不详,或异象惑……或短气悸乏,或复自汗。四肢浮肿,饮食无味,心虚烦闷,坐卧不安"。大惊大恐之后,不仅会出现心血胆怯之不寐,也可造成痰扰心神之不寐,临床当予辨别。该患者胸闷不舒、纳差、泛恶时作症状即为湿邪困脾、化痰生热征象,再查患者舌脉,也与此证相符。故许公平辨证为痰热扰心证,投之辄效。

案三　刘某,女,32 岁,2013 年 11 月 30 日初诊。

失眠,善思多虑,烦躁难忍,难以自持。自诉因近日工作压力触发,头部麻胀、目眩,胸胁苦满身重,阵发心烦,大便干燥,小溲发黄,纳食尚可。舌质淡红、苔薄黄,弦滑。

辨证:肝火扰心。

治宜疏肝泻火、镇心安神,予柴胡加龙骨牡蛎汤化裁。方示如下:

柴胡 10g	制半夏 10g	炒枳实 10g	陈皮 10g
炒枣仁 10g	柏子仁 10g	合欢皮 10g	茯苓 10g
夜交藤 30g	炙甘草 6g	黄芩 10g	煅龙牡各 30g

二诊:服药 7 剂后,心烦明显消失,睡眠渐佳,便调溲清,舌淡红、苔薄白,脉稍弦。药证合拍,贵在守方守法。

三诊:继服 7 剂,愈。

按:失眠兼作头目晕眩,胸胁苦满,脉见弦滑,主肝胆气郁热,疏泄失利;便干溲黄,责之阳明;即《伤寒论》"二阳合病"之谓。治以柴胡加龙骨牡蛎汤化裁,寒温并用,泻补兼施,佐以养心安神之属,共奏疏肝利胆、清阳明之热、助元神之安诸功。方中柴胡、黄芩和里解外,以治身重;龙骨、牡蛎重镇安神,以治烦躁;半夏和胃降逆;茯苓安心神,利小便。

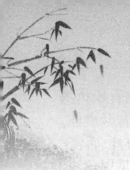

痛　风

一、病证概要

痛风是由单钠尿酸盐（MSU）沉积所致的晶体相关性关节病，与嘌呤代谢紊乱和/或尿酸排泄减少所致的高尿酸血症直接相关，特指急性特征性关节炎和慢性痛风石疾病，主要包括急性发作性关节炎、痛风石形成、痛风石性慢性关节炎、尿酸盐肾病和尿酸性尿路结石，重者可出现关节残疾和肾功能不全。痛风最受累的部位是第1跖趾关节，特点是突然发病且无前兆，疼痛难忍，严重影响患者的生活和工作。痛风常伴腹型肥胖、高脂血症、高血压、2型糖尿病及心血管病等表现。

中医学中亦有"痛风"病名，属中医学"痹证"范畴，且历代医家有所论述。元代朱丹溪《格致余论》就曾列痛风专篇，云："痛风者，大率因血受热已自沸腾，其后或涉水或立湿地……寒凉外搏，热血得寒，汗浊凝滞，所以作痛，夜则痛甚，行于阳也。"明代张景岳《景岳全书》认为，外是阴寒水湿，湿邪袭人皮肉筋脉；内由平素肥甘过度，湿壅下焦；寒与湿邪相结，郁而化热，停留肌肤……病变部位红肿潮热，久则骨蚀。清代林佩琴《类症治裁》云："痛风，痛痹之一症也……初因风寒湿郁痹阴分，久则化热致痛，至夜更剧。"同时，西医学所讲的痛风还相当于中医的"痛痹""历节""脚气"等。

许公平根据多年临床经验，将痛风分型辨证论治。

痛风的辨证要点主要是辨兼夹、辨虚实。本病之主要病因为湿热，兼夹之邪。一是外邪，如起居不慎，外感风寒，膏粱厚味，内聚湿热均可诱发；二是痰浊瘀血，即湿热聚而生痰，痰凝则影响气血流通而气滞血瘀。湿热与痰、瘀俱为有形之邪，常胶结一处，故在辨证方面须掌握其不同特征，以便了解何者为主、何者为次，而相应地在用药上有所侧重。如瘀滞甚者，局部皮色紫黯，疼痛夜重；痰浊甚者，局部皮色不变,但却有肿胀表现;湿热也能引起肿胀,但局部有灼热感等。本病多虚、实兼见。虚证为气血亏虚证多,重者则见肝肾亏虚证。气虚证的表现是倦怠乏力、面色苍白、食少、便溏、短气、自汗、舌淡、脉弱。血虚证的表现是面色少华、头晕、心悸、多梦、失眠、爪甲色淡,疼痛呈游走性,舌淡、脉细;肝肾不足者则多头晕、心悸、腰痛、耳鸣、舌淡(阴虚火旺则舌质红),脉细弱。本病在早期以实证为主,中晚期则多虚实兼见,甚至以虚证为主。

1. 风湿热痹

症状:足趾关节红肿热痛,或游走痛,或有发热、汗出、烦热、咽痛。舌红苔薄,脉弦数。

证候分析:风湿热邪,袭入机体,伤及卫表,则发热、汗出、咽痛;入于经络,痹阻气血,则足趾关节红肿热痛;风引湿热,走窜经络,则游走性痛。舌红苔薄,脉弦数,为风湿热痹之征。

治法:清热、燥湿、利湿。

方药:四妙散加味。

苍术 12g	黄柏 10g	薏苡仁 12g	牛膝 10g
独活 10g	防己 10g	威灵仙 10g	土茯苓 30g
萆草 60g	蚕砂(包煎)10g		

方用苍术燥湿、黄柏清热为主药,薏苡仁、土茯苓、蚕砂、防己淡渗利湿,牛膝、独活、威灵仙、萆草通络止痛,则湿热分清,气血流通,肿痛自愈。下焦热盛者,加黄柏一味,酒浸,晒干为细末,每服 3g,每天 2 次。痛剧者,加炙没药 3~5g;肿甚,加大腹皮、槟榔、泽泻、穿山龙;痰多,加胆南星、法半夏、炒白芥子、竹沥。

2. 湿瘀阻络

症状:足趾关节困痛而肿,局部皮肤微红或不红。舌黯红、苔白厚或腻,脉濡滑。

证候分析:素体脾虚湿困,风寒湿邪,袭入经络,寒性凝滞,故痹阻气血,致足趾关节困痛而肿。寒伤阳气,血运衰少,故局部皮肤微红或不红;舌黯红、苔白厚或腻,脉濡滑,为湿瘀阻络之征。

治法:健脾化湿,活血通络。

方药:平胃散加减。

佩兰 10g	藿香 10g	生苡仁 30g	冬瓜皮 30g

牛膝 10g	鸡血藤 10g	伸筋草 10g	络石藤 10g
木瓜 10g	姜黄 6g	骨碎补 10g	川草乌各 6g
威灵仙 10g			

方中藿香、佩兰、生苡仁、冬瓜皮重在健脾利湿、消肿,木瓜除湿、舒筋活络,牛膝补肝肾、强腰膝,鸡血藤、伸筋草、络石藤活血舒筋、祛风除湿,川草乌祛风除湿、温经止痛,姜黄活血行气、通经止痛、善治风湿疼痛,骨碎补补肾强骨、续伤止痛,威灵仙祛风湿、通经络。

3. 痰瘀痼结

症状:关节刺痛,夜晚加剧,发作频繁,伴结节,关节畸形肿胀,活动受限,舌黯红或有瘀斑,脉细弦或涩。

证候分析:痰瘀互结,滞留经脉,气血瘀阻,则见关节刺痛、多发结节。痰瘀为阴邪,夜晚阳气不足,痰瘀痹阻益甚,故疼痛加剧、发作频繁。痰瘀久痹,痼结经络,骨节经气不通,失于气血濡养,则关节畸形肿胀、活动受限。舌黯红或有瘀斑,脉细弦或涩,为痰瘀痹阻之征。

治法:活血化瘀,宣痹止痛。

方药:桃红四物汤加减。

当归 10g	赤芍 10g	白芍 10g	川芎 10g
桃仁 10g	红花 10g	川断 10g	杜仲 10g
牛膝 10g	川楝子 9g	元胡 10g	女贞子 10g
墨旱莲 6g			

方用四物汤养血活血,桃仁、红花活血化瘀,川断、杜仲、牛膝等宣通经络,川楝子、元胡活血止痛,合奏活血、宣痹之功。女贞子、墨旱莲滋阴补肾、健骨。无热象者,可加桑枝;痛甚,加姜黄、海桐皮;夹痰,加制南星、白芥子;瘀滞日久,其痛日轻夜重,局部黯黑者,可配新癀片口服及外敷药物(肿节风、三七、人工牛黄、肖梵天花、珍珠层粉等)以增强活血化瘀、止痛的作用。

进低嘌呤低能量饮食,保持合理体重,戒酒,多饮水,每天饮水2 000ml 以上。避免暴食、酗酒、受凉受潮、过度疲劳和精神紧张,穿舒适鞋,防止关节损伤,慎用影响尿酸排泄的药物如某些利尿剂和小剂量阿司匹林等。防治伴发病如高血压、糖尿病和冠心病等。

二、验案举例

案一 赵某,男,42 岁。近 3 年来足趾关节刺痛,夜晚加剧,发作频繁,伴结节,活动受限。舌黯红、有瘀斑,脉细弦。曾多次就诊于各大医院诊为"痛风"。

治法:活血化瘀,宣痹止痛。

方药:桃红四物汤加减。

当归 10g	赤芍 10g	白芍 10g	川芎 10g
桃仁 10g	红花 10g	川断 10g	杜仲 10g
牛膝 10g	川楝子 9g	元胡 10g	女贞子 10g
墨旱莲 6g			

7 剂,水煎服,每天 2 次。

按:痰瘀互结,滞留经脉,气血瘀阻,则见关节刺痛,多发结节。痰瘀为阴邪,夜晚阳气不足,痰瘀痹阻益甚,故疼痛加剧,发作频繁。痰瘀久痹,痼结经络,骨节经气不通,失于气血濡养,则关节活动受限。舌黯红、有瘀斑,脉细弦,为痰瘀痹阻之征。方用四物汤养血活血,桃仁、红花活血化瘀,川断、杜仲、牛膝等宣通经络,川楝子、元胡活血止痛,合奏活血、宣痹之功。女贞子、墨旱莲滋阴补肾、健骨。

案二 吴某,痛风病史多年,1 天前患者游泳,不慎受风而疼痛复作,足趾关节困痛而肿,局部皮肤微红。舌黯红、苔白厚腻,脉濡滑。

治法:健脾化湿,活血通络。

藿香 10g	佩兰 10g	生苡仁 30g	冬瓜皮 30g
牛膝 10g	鸡血藤 10g	伸筋草 10g	络石藤 10g
木瓜 10g	片姜黄 6g	骨碎补 10g	川草乌各 6g
威灵仙 10g			

5 剂而愈。

按:方中藿香、佩兰、生苡仁、冬瓜皮重在健脾利湿、消肿,木瓜除湿、舒筋活络,牛膝补肝肾、强腰膝,鸡血藤、伸筋草、络石藤活血舒筋、祛风除湿,川草乌祛风除湿、温经止痛,片姜黄活血行气、通经止痛、善治风湿疼痛,骨碎补补肾强骨、续伤止痛,威灵仙祛风湿、通经络。

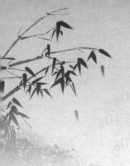

其他病证验案

一、内 科 病

（一）感冒案

李某，男，19岁。夏天贪凉，运动后饮冷饮，吹空调，第2天出现恶寒发热，无汗，头痛，肢节酸痛，鼻塞声重，时流清涕，咳嗽，痰吐稀薄色白，舌苔薄白，脉浮紧。辨为风寒感冒。患者汗出当风，风寒之邪从腠理而入，卫阳被郁，故而恶寒、发热、无汗；外邪从口鼻、皮毛入侵，肺卫首当其冲，肺失宣肃，故见鼻塞、流涕等症；清阳不展，脉络失和，则头痛、肢节酸痛。治以辛温解表，宣肺散寒。拟方如下：

荆芥 10g	防风 10g	细辛 3g	黄芩 9g
杏仁 10g	金银花 12g	连翘 12g	栀子 9g
蝉蜕 9g	知母 10g	浙贝母 12g	冬瓜子 30g
陈皮 9g	法半夏 12g	茯苓 12g	

按：许公平指出，"有寒胜而受风者，身必无汗而多咳嗽，以阴邪闭郁皮毛也"（《景岳全书》）。夏季炎热，患者贪凉，汗出当风，风寒闭阻卫阳而发病。《丹溪心法》云："伤风属肺者多，宜辛温或辛凉之剂散之。"故予辛温以散之。本方以荆芥、防风解表散寒疏风，细辛温经散寒止痛，杏仁、浙贝母、冬瓜子化痰宣肺利气，茯苓、陈皮、法半夏化痰和中。

（二）眩晕案

马某，男，46岁。眩晕，耳鸣，视物旋转，头不能转侧，动则眩晕更甚，头重如蒙，呕吐痰涎2天，胸闷作恶，食少多寐，西医诊断为梅尼埃综合征。中医诊之，除上述症状外，观形体稍胖，闭目怕睁，时有恶心，无呕吐，苔白腻，舌质稍胖淡，脉弦滑。辨证为痰浊上蒙。治以燥湿祛痰，健脾和胃。

方药：半夏白术天麻汤加减。

法半夏 10g	白术 10g	天麻 10g	钩藤 10g
茯苓 10g	胆南星 10g	佩兰 10g	石菖蒲 10g
竹茹 10g	代赭石 10g	珍珠母 30g	苍术 10g
甘草 6g			

二诊：服药 4 剂后，头晕改善，无呕吐，头仍感昏蒙。上方调整，去竹茹、代赭石。

法半夏 10g	白术 10g	天麻 10g	钩藤 10g
茯苓 10g	胆南星 10g	佩兰 10g	石菖蒲 10g
荷叶 10g	菊花 10g	珍珠母 30g	苍术 10g
甘草 6g			

按：此患者平素有烦劳，饮食不规律，应酬较多，饥饱劳倦，嗜酒肥甘，伤于脾胃，健运失司，以致水谷不化精微，聚湿生痰，痰湿中阻，浊阴不降，引起眩晕。《临证指南医案》云："《经》云诸风掉眩，皆属于肝。头为六阳之首，耳目口鼻皆系清空之窍，所患眩晕者，非外来之邪，乃肝胆之风阳上冒耳……痰多者必理阳明，消痰如竹沥、姜汁、菖蒲、橘红、二陈汤之类……至于天麻、钩藤、菊花之属，皆系熄风之品，可随症加入。"朱丹溪认为"无痰不作眩"。故取方二陈汤和天麻钩藤饮。

（三）心悸案

杨某，女，回族，76 岁，2008 年 11 月初诊。

心中悸动反复发作四五年，剧时觉心脏欲出胸中，渴不欲饮，乏力寐艰。舌红少苔，脉细弦数。

辨证属心气阴阳两虚，以气阴虚为主。宜益气宁心调治。方药如次：

太子参 20g	生晒参 4g	麦冬 12g	五味子 6g
桂枝 6g	炙甘草 10g	生地 15g	茯苓 12g
煅龙牡各 30g			

4 剂，水煎服。

药后心慌大减，气力有增，睡眠亦有好转。上方再加入丹参、远志、合欢皮、首乌藤等，调治月余收功。

按：此例属虚证无疑。心者属阳而主动，全赖气之鼓舞。补心气、敛心神以生脉散为主，入生晒参意在速补心肺之气，以充养胸中宗阳。《伤寒论》云:"心下悸,欲得按者,桂枝甘草汤主之。"心率快者,总为散乱不收之象,以五味子、煅龙牡酸涩收摄。

(四)胸痹案

案一 患者,男,65岁,2014年1月15日初诊。

形体肥胖,胸闷,无心前区疼痛,伴有倦怠乏力,失眠,纳呆便干,舌体胖大且边有齿痕,苔浊腻或白滑,脉滑。

中医辨证:痰浊盘踞,胸阳失展,气机痹阻,脉络阻滞。

治则:通阳泄浊,豁痰宣痹,养心安神。

方药:瓜蒌薤白白酒汤加减。

全瓜蒌 10g	薤白 6g	丹参 10g	桃仁 6g
红花 6g	远志 10g	夜交藤 10g	磁石 30g
淡竹叶 6g	黄连 3g	大黄 6g	莱菔子 30g
五味子 10g	知母 10g		

按:痹者,闭也,此因心胸阳气不足,痰饮水湿阴寒之邪得乘阳位,正邪相互搏击,胸阳失展,邪闭心胸引起。患者素来饮食失节,以致脾胃损伤,运化失健,聚湿生痰,痰浊盘踞,胸阳失展,气机痹阻,脉络阻滞,致胸闷重而心痛微,痰多气短,肢体沉重。

《王旭高医书六种·退思集类方歌注》云:"薤白滑利通阳,瓜蒌润下通阴,佐以白酒熟谷之气,上行药性,助其通经活络,而痹自开。"方以瓜蒌、薤白化痰通阳,行气止痛;若患者大便干,配伍大黄、莱菔子以通便;痰热与瘀血往往互结为患,故要考虑到血脉滞涩的可能,故方中加桃仁、红花以化瘀通脉。患者失眠,故方中加夜交藤、磁石、远志以宁心安神。

案二 患者,男,72岁。30年前患心肌梗死,20天前无明显诱因出现心前区刺痛、胸闷气短,持续约1分钟后自行缓解,3天前再次症状复作且加重,伴晨起咳嗽、咳白色黏痰,乏力,纳寐一般。舌紫黯,苔白,脉涩。

中医辨证为痰浊壅盛,胸阳痹阻,气滞血瘀。

治则:通阳开泄、宽胸化痰、活血化瘀,佐以止咳。

全瓜蒌 10g	薤白 6g	丹参 10g	桃仁 6g
红花 6g	路路通 10g	木香 10g	莱菔子 30g
鱼腥草 10g	冬瓜仁 30g	炙麻黄 9g	杏仁 9g

生甘草 6g

3 剂后心前区刺痛基本消失,5 剂后胸闷改善。

按:患者平素嗜食肥甘厚腻之品,久则脾失健运,脾虚不能运化水湿,湿邪阻碍中焦,津液失布,痰凝血瘀,络脉不通,故见胸闷胸痛。痰湿壅肺,肺气郁闭,故咳嗽、咳痰。方用瓜蒌、薤白通阳、豁痰下气,丹参、桃仁等活血化瘀,木香、莱菔子理气,鱼腥草、冬瓜仁、炙麻黄、杏仁等化痰止咳。

(五)腰痛案

王某,男,43 岁,2013 年 12 月 12 日初诊。

煤矿工人,腰痛,腰部重着,转侧不利,逐渐加重,每遇阴雨天或腰部感寒后加剧,苔白腻而润,脉沉紧或沉迟。腰椎 X 线片、腰椎 CT 均正常。许公平辨证为湿瘀阻络,治以祛湿通络。拟方如下:

防己 10g	薏苡仁 30g	五加皮 10g	海桐皮 10g
牛膝 10g	伸筋草 10g	骨碎补 10g	松节 9g
鸡血藤 10g	千年健 10g	络石藤 10g	大黄 6g

二诊:服药 7 剂后,腰痛症状有所缓解,苔微腻,守方继服。

三诊:服药 7 剂后,腰痛症状消失,苔白润,脉沉。舌苔脉象已变,调整方药。治以补肝肾,强筋骨。

方药:二至丸加减

女贞子 10g	墨旱莲 10g	杜仲 10g	牛膝 10g
狗脊 10g	槲寄生 10g	骨碎补 10g	透骨草 10g
松节 10g	千年健 10g	徐长卿 10g	威灵仙 10g
刘寄奴 10g			

按:《景岳全书》云:"腰痛证……遇阴雨或久坐痛而重者,湿也。"患者煤矿工人,长年累月在矿井下工作,环境阴冷潮湿,寒湿邪毒乘劳作之虚,侵袭腰府,造成腰部经脉受阻,气血不畅而发生腰痛。肾虚是发病关键所在,许公平认为虚处留邪,肾虚则风寒湿气杂至,搏结于腰间,闭阻阳气,气血不通,故而腰痛。许公平治疗本病,先用防己、薏苡仁、五加皮、海桐皮等祛风除湿药,疏利腰间气机以治其标;继予骨碎补、千年健补肝肾,壮腰膝以治其本,同时加伸筋草、鸡血藤、络石藤等藤类药物舒经通络。许公平认为藤类药物取类比象,类似人体内四通八达的经络系统。经治疗湿邪祛除,则以补肝肾为主。

许公平认为此病祛湿为先,后议通补,此谓"祛瘀方能生新"。

（六）偏身麻木案

患者,女,52岁。

糖尿病病史10年,1周前与家人生气后感左半身麻木、发凉,头晕,头痛,心慌时作,汗多,乏力,纳一般,寐欠安,大便干、每天一行。舌红苔白厚,脉弦。急查头颅CT,未见明显异常。

辨证属肝风内动,痰瘀阻络。

治以清肝息风、化瘀通络为法。

水牛角 10g	钩藤 10g	桑叶 10g	桑枝 10g
牛膝 10g	胆南星 6g	红花 6g	络石藤 10g
路路通 10g	地龙 6g	夜交藤 10g	磁石 30g
龙骨 30g			

3剂后,患者头痛、头晕明显好转,半身麻木改善,寐欠安。

治以养心安神、化瘀通络为法。

远志 10g	合欢花 6g	夜交藤 10g	磁石 30g
龙骨 30g	牡蛎 30g	酸枣仁 10g	竹叶 6g
水牛角 10g	胆南星 6g	地龙 6g	桑叶 10g
荷花 6g			

7剂而愈。

按:《素问·生气通天论》云:"阳气者,大怒则形气绝,而血菀于上,使人薄厥。"患者平素嗜食肥甘厚腻之品,久则脾失健运,脾虚不能运化水湿,痰瘀互结,痰湿偏盛,恼怒伤肝,情志所伤,肝风暴动,风挟痰湿,上蒙清窍,内闭经络,故左半身麻木、发凉,头晕,头痛。方中水牛角、钩藤清肝息风,桑叶清热平肝,桑枝祛风通络、利关节,牛膝、红花、络石藤、路路通、地龙化瘀通络,胆南星燥湿化痰、祛风解痉,夜交藤、磁石、酸枣仁、龙骨、牡蛎重镇安神。

（七）梅核气案

马某,女,36岁,2016年8月23日初诊。

1年前起,自觉咽喉不舒畅,渐有梗阻之象,继则喉部有堵物,咯之不出,咽之不下,终日忧郁急躁,时有胸闷、胁胀痛,舌红、苔白腻,脉弦滑。此属肝郁脾虚、气滞痰瘀,治以健脾化痰解郁。处方:

半夏 12g	厚朴 9g	紫苏 12g	香附 9g

| 茯苓 12g | 旋覆花 9g | 枳壳 9g | 竹茹 9g |

佛手 9g

3 剂,水煎,分早晚温服

二诊:咽梗梅核已减轻,咽干,大便燥结。佐以宽胸清热通腑为法,原方加全瓜蒌 9g、黄芩 6g、莱菔子 12g。

4 剂,水煎,分早晚温服

三诊:病情好转,诸症减,便调,舌淡苔白。守原方继服(7 剂)。

按:梅核气多生于妇人,或由七情郁结,气滞不畅,痰气凝结所致,每发则多有反复。《金匮要略》所云"妇人咽中如有炙脔,半夏厚朴汤主之",即指咽中似吞食烤热肉块,有吞之不下、吐之不出之感,但只是一种感觉,并不影响饮食。《素问·六元正纪大论》指出"木郁达之",故调畅情志,配合治疗尤为重要。酌情加枳壳、佛手、旋覆花、竹茹等以增强理气开郁、化痰降逆之效,配以黄芩、全瓜蒌、莱菔子宽胸清热通腑。许公平常说:"七情内伤之病,说理劝导,使其思想开朗,心情舒畅,杜绝致病诱因,再以药石调理,可达事半功倍之效。"

二、外科、妇科、五官科

(一)痤疮案

宋某,女,21 岁,2015 年 3 月就诊。主诉面部痤疮。

患者体胖,喜食辛辣,平素性情急躁易怒,夜寐欠安,舌红、苔黄略腻,脉弦滑。辨证为湿毒壅肤,治以清热祛湿。拟方如下:

黄芩 10g	桑白皮 10g	蒲公英 30g	薏苡仁 30g
大青叶 10g	冬瓜皮 30g	槐花 10g	玫瑰花 10g
白鲜皮 10g	蛇床子 10g	地肤子 10g	苦参 10g

夜交藤 10g

按:患者饮食失宜,肥甘厚味,滋腻碍脾,化火生痰,久而成瘀,热炎于上,由颜面而发变生痤疮。方中黄芩、桑白皮清肺热,因肺在体合皮毛;蒲公英、大青叶可清热解毒;玫瑰花、槐花疏肝理气;白鲜皮、蛇床子、地肤子、苦参可清利湿热;夜交藤宁心安神。

(二)蛇串疮案

梁某,男,69 岁。

糖尿病病史 28 年。10 天前感口干等症状加重，左下肢瘙痒、皮疹，3 天前于我院皮肤科诊为"带状疱疹"，予中药汤剂外洗、阿昔洛韦软膏外用，逐渐出现双下肢皮肤瘙痒、红疹，剑突下及左侧背部疱疹、疼痛，余部分皮肤无皮疹、有疼痛。

刻下症见：口干，多饮，多尿，多食，易饥，乏力，全身皮肤疼痛、瘙痒，双下肢可见红色皮疹，剑突下、右背部红色疱疹，四肢麻木，视物模糊，泡沫尿，寐安，夜尿 4~5 次，大便调。

辨证属脾虚湿盛、湿毒壅肤。

治以健脾化湿、清热解毒为法。

佩兰 10g	生苡仁 30g	土茯苓 10g	冬瓜皮 30g
乌梅 10g	白鲜皮 10g	地肤子 10g	蛇床子 10g
防风 10g	苦参 10g	炒山药 10g	石榴皮 6g
蒲公英 30g			

3 剂后，患者瘙痒症状改善，局部疼痛明显。调整方药如下：

藿香 10g	生苡仁 30g	冬瓜皮 30g	白鲜皮 10g
蛇床子 10g	地肤子 10g	牛膝 10g	地龙 6g
红花 6g	路路通 10g	川楝子 9g	元胡 9g
败酱草 30g			

7 剂后，患者基本痊愈。

按：患者素体脾虚湿盛，带状疱疹为外感时行邪毒壅肤，时邪与内湿相搏，外透于肌表，则发为带状疱疹。方中佩兰、藿香、生苡仁、冬瓜皮、山药等健脾化湿，白鲜皮、蛇床子、地肤子、苦参、败酱草等清热燥湿，乌梅、石榴皮酸涩收敛，蒲公英等清热疏风，牛膝、地龙、红花、路路通、川楝子、元胡等活血止痛。

（三）乳腺增生案

杨某，女，38 岁。

患者因生活琐事烦扰，半年前出现双乳及胁肋部疼痛反复发作，以胀痛、掣痛为特点，每于经前 10 余天开始发作，并逐渐加重，至月经期结束后疼痛缓解。伴有胸闷、脘腹胀满、口苦，情志抑郁，喜太息，又易怒。纳可，寐可，二便调。舌红苔黄，脉弦数。曾就诊于西医院，查乳腺钼靶片示双侧乳腺增生。患者此次就诊为经前 15 天左右，患者恐疼痛再作，故来我院以求中医治疗。许公平脉证兼参，辨证为肝

郁气滞证,予柴胡疏肝散加减。处方:

青皮 9g	柴胡 9g	川芎 9g	枳壳 9g
赤芍 9g	香附 9g	川楝子 6g	延胡索 9g
郁金 9g	木蝴蝶 6g	山慈菇 6g	

水煎 400ml,每天 1 剂,分 2 次饭后温服,连服 5 剂。

复诊:服前方后,双乳及胁肋部疼痛较以往明显减轻,胸闷、脘腹胀满好转,仍有口苦、易怒。原方再服 7 剂。

三诊:患者服药期间双乳及胁肋部偶有掣痛,胸闷、脘腹胀满、口苦、易怒善太息等症状好转。后根据患者证候变化,予上方随证加减,患者坚持服药 2 个月,后疼痛未再发作。

按:本例患者,临床症状为典型肝郁气滞证。盖气本无形,忧则气滞,聚则似有形而实无形。柴胡疏肝散出自《景岳全书》,为疏肝理气常用方剂,临床疗效明确。许公平熟读《脾胃论》,认为"病从脾胃所生""元气非胃气不能滋养",因此临证时非常重视顾护脾胃。气郁化火,肝火旺则克脾土,脾主升、胃主降,若升降失司,则可出现胃火上逆之证。因而许公平在治肝病时常使用木蝴蝶以疏肝和胃。青皮疏肝破气,消积化滞;山慈菇清热解毒,化痰散结。针对肝气郁滞所致的乳癖、瘿病,许公平常以此二味药配合使用,在疏肝理气之外,还能起到消积化滞作用。应当注意的是,山慈菇适用于热象不甚明显者;若肝火旺盛,可用夏枯草,则清热散结之力更甚。

(四)甲状腺结节案

朱某,女,43 岁,患良性甲状腺结节 2 年。

自述颈前胀满不适,声音嘶哑,吞咽不利,烦闷,胁痛不适。可扪及双侧甲状腺多个结节,质地中等,边界清楚,可随吞咽上下移动。甲状腺 B 超示双侧可见多个囊性结节,最大者约 1.5cm×1.2cm,肿块内无钙化,气管无移位。

西医诊断:甲状腺结节。中医诊断:瘿瘤(肉瘿)。

辨证:肝郁气滞痰凝。

治法:疏肝理气,化痰软坚,散结止痛。

方药:柴胡疏肝散合金铃子散加减。

青皮 9g	柴胡 9g	川芎 9g	枳壳 9g
赤芍 9g	香附 9g	川楝子 6g	延胡索 9g

郁金 9g　　　　木蝴蝶 6g　　　山慈菇 6g　　　夏枯草 6g

莱菔子 30g

水煎服 400ml,每天 1 剂。

复诊:连服 14 剂后,患者颈前胀满不适消失,发声正常,吞咽正常,烦闷胁痛等均有明显减轻。

上方加瓦楞子 30g(先煎)、海浮石 10g,继服 1 个月,上述不适症状均消失,扪及的结节较前明显减小。

3 个月后随访,查甲状腺 B 超示双侧多个囊性结节,最大者为 0.8cm×0.5cm,无钙化。半年后复查未见复发。

按:甲状腺结节好发于成年女性,且大多数呈良性。近年来,本病发病率呈显著升高之势。西医治疗良性甲状腺结节的方法主要有随访观察、甲状腺激素抑制治疗、手术治疗等,效果不理想。甲状腺结节属于中医"瘿瘤""肉瘿"范畴。情志内伤是其主要内因。《济生方》云:"夫瘿瘤者,多由喜怒不节,忧思过度,而成斯疾焉。大抵人之气血,循环一身,常欲无滞留之患,调摄失宜,气滞血凝,为瘿为瘤。"中医认为肝主疏泄,如恼怒郁愤则肝失疏泄,枢机不利则气机瘀滞,气机不畅,血液无力推动,而现瘀象。气机不利,肺气失宣,因而生痰,逐渐发展成气滞、痰凝。因而肉瘿之发病内因基础是情志所伤,而气滞、痰、瘀是其中医病机。故治疗应以疏肝理气、化痰软坚、散结止痛为法。以柴胡疏肝散为基本方,加郁金、延胡索以疏肝理气,木蝴蝶利咽,山慈菇清热解毒、消痈散结,夏枯草入肝经以清肝散结(早在《神农本草经》中就有记载,夏枯草"主寒热、瘰疬、鼠瘘、头疮,破癥,散瘿结气,脚肿湿痹"),莱菔子降气化痰(朱丹溪称其治痰,有推墙倒壁之功)。复诊时,煅瓦楞可消痰化瘀、软坚散结;海浮石性寒,化老痰、软坚散结(《本草纲目》云其可"消瘿瘤结核""消疮肿")。诸药合用,共奏疏肝理气、化痰软坚、散结止痛之功。

(五)痛经案

费某,女,38 岁,职工,乌鲁木齐市人。

3 年前产后正值暑期,因贪食瓜果及生冷食物,经前感觉小腹不适,行经期及经后少腹作痛,曾服用调经药多剂无效。此后,至经期时腹痛逐渐加剧,伴有恶心、心悸、气短、腰痛、紫色血块,白带多,腹胀拒按。脉沉缓,舌淡。

辨证为气滞血瘀、寒邪凝滞,治宜行气活血、化瘀散寒为法。方示如下:

当归 6g	白芍 12g	川芎 10g	红花 9g
艾叶 9g	吴茱萸 6g	香附 10g	三棱 10g
莪术 10g	牛膝 15g	益母草 30g	

连服 7 剂,腹痛消失,腰痛亦减,小腹轻松,食欲增进。每月经期服用 1 周,连服 3 个月,痛经基本消失,随访观察半年未见复发。

按:许公平认为,此疾患需以调理气血为主,余则"因于寒者,宜温而通之;因于热者,宜清而通之;因于气滞血瘀者,宜行而通之;因于虚者,则宜补而通之"。此案产后气血虚损,寒邪乘虚内侵,下焦寒气壅塞,故经后少腹有寒凉感;寒气凝滞胞中,血行不畅凝结为瘀血,则腹痛拒按。"不通则痛""不荣则痛"为主要病机。治疗宜行气活血、化瘀散寒。方中芍药、当归配伍源于《仙授理伤续断秘方》中的四物汤,是柔肝敛阴、活血养血、缓急止痛的经典剂型,以芍药柔肝缓急以止痛,兼以养血,配伍当归则增强养血、活血之功效,且当归药性偏温兼有散寒以助行血之功,体现了以"通"和"荣"为治则以扶助正气,达到止痛目的。许公平在治疗此疾病的应用中,对于二者剂量,发现白芍与当归比例在 2:1 时的疗效明显优于 1:1。再者,许公平在方中应用香附疏肝理气,调经止痛。《傅青主女科》指出"经欲行而肝不应,则拂其气而痛生",强调女子月事依赖肝的正常疏泄。肝气郁滞则宣泄失职,经血不得畅下,久致瘀滞胞宫,阻碍气机运行,又进一步加重气滞,二者相互作用,而致痛经。治疗上,应以疏肝行气活血、化瘀止痛为原则。香附既入气分以疏肝理气,又入血分而活血调经止痛,时珍誉之为"气病之总司,女科之主帅"。现代研究提出,香附、川芎、芍药等具有抑制血小板聚集、改善血流、镇痛等作用。

(六) 紫癜案

王某,女,30 岁,2016 年 5 月 15 日初诊。

患者两膝以下有紫癜 8 年,尤以妊娠后为甚,病情缠绵难愈,四处求诊未见好转,紫癜新发出时瘙痒难耐,站久则腿胀,紫癜加深,午后手足心发热,易疲倦,头昏,心悸,失眠,舌红苔薄黄,脉沉迟微弦。

证属阴虚内热,迫血妄行;治宜养阴清热,凉血止血。处方:

艾叶炭 10g	血余炭 10g	藕节炭 10g	侧柏炭 10g

| 当归 10g | 大蓟 10g | 小蓟 10g | 生地 10g |
| 百合 10g | 莲子心 10g | 郁金 10g | |

连服 5 剂，紫癜渐渐消失。脉沉迟微弦，舌红苔薄黄。连服 14 剂后，紫癜基本消失。

按：紫癜为病，《医宗金鉴》认为"由热体风邪湿气侵入毛孔，与气血凝滞，毛窍闭塞而成"。本例主要是阴虚阳亢，热迫血行，溢出体表肌肤。治疗应养阴清热，凉血止血，兼养心补脾。方中除了用凉血止血化瘀药外，加百合、莲子心、郁金养心补脾。

（七）耳鸣案

马某，女，60 岁。主诉：耳鸣头响半年余。

双下肢浮肿，口渴欲饮，倦怠乏力，纳食一般，夜寐差，苔薄白而腻，脉弦滑小数。

治则：益气升阳，聪耳明目，健脾利水。

黄芪 15g	葛根 9g	升麻 9g	蔓荆子 9g
白芍 10g	炙甘草 6g	夜交藤 10g	磁石 30g
薏苡仁 30g	桑白皮 30g	冬瓜皮 30g	益母草 30g

按：《医方集解》云："五脏皆禀气于脾胃，以达于九窍；烦劳伤中，使冲和之气不能上升，故目昏而耳聋也。"李东垣曰："凡医者不理脾胃及养血安神，治标不治本，是不明正理也。"此足太阴、阳明、少阴、厥阴药也。十二经清阳之气，皆上于头面而走空窍，因饮食劳役，脾胃受伤，心火太盛，则百脉沸腾，邪害空窍矣。黄芪甘温以补脾胃；甘草甘缓以和脾胃；葛根、升麻、蔓荆子轻扬升发，能入阳明，鼓舞胃气，上行头目。中气既足，清阳上升，则九窍通利，耳聪而目明矣。白芍敛阴和血，夜交藤养心安神，磁石聪耳明目又能安神，薏苡仁、桑白皮、冬瓜皮、益母草健脾利水消肿。

（八）口僻案

马某，男，45 岁。

糖尿病病史 1 年。1 天前因受风后出现左面部麻木，左眼闭合不能，左口角歪斜，症状逐渐加重。症见：口干，不欲饮，左面部麻木，左眼闭合不能，左口角歪斜，乏力，无视物模糊，寐安，泡沫尿，夜尿 1~2 次，大便干、每天一行。

辨证属络脉空虚、痰瘀阻络。治以祛风、养血、通络为法。

当归 10g	川芎 10g	赤芍 10g	红花 6g
地龙 6g	僵蚕 6g	蝉蜕 6g	胆南星 6g
白附子 6g	全蝎 6g	蜈蚣 2 条	马钱子 0.5g
防风 10g			

7 剂后，症状略好转。调整汤药如下：

黄芪 10g	防风 10g	当归 10g	川芎 10g
赤芍 10g	红花 6g	胆南星 6g	僵蚕 6g
地龙 6g	全蝎 6g	白附子 6g	蜈蚣 2 条
马钱子 0.5g	路路通 10g		

7 剂而愈。

按：患者正气不足，气血虚衰，脉络空虚，卫外不固，风邪得以乘虚而入，且平素嗜食肥甘厚腻之品，久则脾失健运，脾虚不能运化水湿，痰瘀互结，痹阻气血，故见口眼㖞斜、口角流涎。急性期以养血、祛风通络为主。方中当归、川芎、赤芍、红花养血活血，胆南星、蝉蜕祛痰化湿，地龙、僵蚕、全蝎、蜈蚣等血肉有情之品剔风通络；之后加用黄芪、防风，以益气固表。

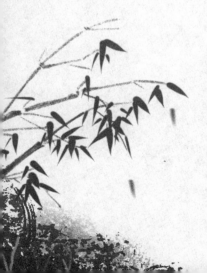

附篇

许公平学术经验论文举要

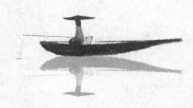

中西医结合治疗糖尿病肾病45例

新疆乌鲁木齐市中医医院（830000） 许公平 邓德强

笔者自1998年5月到2000年10月以来采用中西医结合治疗早、中期糖尿病肾病患者45例,疗效满意,报道如下。

（一）临床资料

观察病例45例,门诊12例,住院33例。男27例,女18例,年龄41~70岁。其中轻度20例、中度25例,病程最短1个月、最长15年。根据1999年WHO推荐的糖尿病诊断标准,在1型、2型糖尿病患者中,测定24小时尿白蛋白 >0.5g/24h 且有视网膜病变者,且排除泌尿系感染、肾小球肾炎、有高血压病史就诊血压 >22/10kPa（165/75mmHg）、心衰、高热、高蛋白饮食或剧烈运动后。

（二）治疗方法

1. 中药健脾温阳利湿　白术10g,茯苓15g,泽泻10g,冬瓜皮15g,猪苓6g,益母草15g,葶苈子6g,桑白皮15g,蝉衣6g,葛根10g,黄芪10g,鹿含草6g。

2. 西药　血糖高于7.8mmol/L则优降糖（格列本脲）2.5~7.5mg,每天2~3次口服;注射胰岛素者,则根据具体血糖来调整胰岛素的剂量。

3. 疗程　2周为1个疗程,每1个疗程后做尿白蛋白检查,共3个疗程。

（三）观察指标

1. 症状　尿量减少、眼睑及四肢浮肿,腰酸、乏力、口舌干燥,头晕、肢麻、舌质黯,苔厚燥。

2. 主要生化指标　24小时尿白蛋白,在治疗2周、4周及6周后测试并记录。

（四）疗效标准与治疗结果

显效：以尿白蛋白为标准，将降白蛋白数分为四级。优等：尿白蛋白排出量减少为正常（30mg/24h）；较好：尿中白蛋白减少50%以上；中等：尿中白蛋白减少25%者；无效：尿中白蛋白减少小于25%者。

治疗3个疗程后，优等15例，较好16例，中等8例，无效6例，总有效率达86.7%。尿量减少、眼睑及四肢浮肿、腰酸、乏力、口舌干燥、头晕、肢麻，在2周后基本消失，舌质黯，苔厚燥则减轻；6周后苔厚燥明显改善，舌质黯改善。另外发现，在治疗过程中没有1例电解质紊乱的情况出现。

（五）讨论

糖尿病肾病，我国古人对其早有认识。宋《圣济总录》记载有"消渴病，病多转变，宜知慎忌"及"此病久不愈，能为水肿痈疽之病"，且认为"消渴日久，肾气受伤，肾主水，肾气虚衰，气化失常，开阖不利，水液聚于体内而出现水肿"。该病属中医"水肿""关格"等范畴，多由素体不坚、情志不畅或嗜食肥甘厚味而致。三者皆可导致脾胃损伤，致脾失健运，生湿聚水，水湿泛溢肌表则为水肿，久而影响到肾，致肾的气化失常，气不化水而可加重水肿。正如《黄帝内经》所言"诸湿肿满，皆属于脾""肾何以主水……其本在肾，其末在肺"。亦如李中梓《医宗必读》所述"凡五气所化之液悉属于肾，五液所化之气悉属于脾，转输二脏以制水生金者，悉属于脾"。故治疗上强调肺脾肾同治。方中猪苓、白术、茯苓、泽泻、鹿含草取《伤寒论》中五苓散之意，合鹿含草温而不燥，代桂枝，以健脾温阳、利水渗湿。因患者到了糖尿病肾病阶段常有气虚的表现，故用黄芪益气，而黄芪还取自《金匮要略》防己黄芪汤之意，以之合白术、冬瓜皮、桑白皮、益母草健脾利水消肿。《名医别录》中谓黄芪"补丈夫虚损、五劳羸瘦，止渴……益气，利阴气"。久病多瘀，而益母草则根据《本草纲目》记载能"活血破血，治……大便小便不通"，故以之化瘀利水。葶苈子在《金匮要略》葶苈大枣泻肺汤中，以之泻肺行水、通调水道；葛根，《神农本草经》中记载其"主消渴"。现代药理研究证实，白术、茯苓、葛根均有降血糖作用，蝉衣能补充蛋白，诸药共奏健脾温阳利水、化瘀消肿之功。

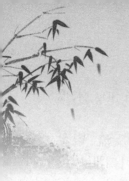

疏肝和胃利胆法治疗胆汁反流性胃炎

新疆乌鲁木齐市中医医院　许公平

　　胆汁反流性胃炎是由胆汁反流入胃腔,引起胃黏膜慢性炎症的一种疾病。笔者10余年来采用疏肝和胃利胆法治疗100例,取得较满意疗效。

　　病例选择:全部病例均具有明显临床症状,在治疗前2个月内经胃镜检查和病理活检,确诊为胆汁反流性胃炎者。同时排除肝、胆、胰等疾患,疗程结束前均复查胃镜。本组100例中,男82例,女18例,年龄最小21岁,最大68岁,平均年龄44.5岁;病程1~5年者68例,6~10年者31例,10年以上者9例。

　　临床表现:100例中,胃脘胀满、嗳气、嘈杂、隐隐作痛、恶心、口苦、纳差者76例,伴呕吐胆汁者21例。胃镜所见及病理活检:胃镜检查病例,胃黏膜有充血、水肿,黏膜上有黄绿色胆汁附着或大量胆汁自幽门口反流入胃。

　　1. 肝郁气滞、胆失疏泄型　胃脘双胁胀满,隐隐作痛,嗳气、呕吐苦水,纳差,舌质红、苔白腻或黄,脉细弦。胃镜观察,胃黏膜充血、水肿,黏膜活检可见炎性细胞浸润。药用四逆散加代赭石30g,莱菔子、金钱草各15g,鸡内金、青陈皮各6g。

　　2. 气滞血瘀、胆失疏泄型　胃脘胀痛、固定不移,嗳气不畅、口苦,呕吐黄水、纳差,舌质淡红、边有瘀斑,苔白腻,脉细涩。胃镜观察,胃黏膜充血水肿,或轻度糜烂,或胃体部黏膜少量出血,活检黏膜出血炎性渗出。药用柴胡疏肝散加代赭石30g,金钱草15g,蒲黄、白及各9g,大黄、鸡内金各6g。

　　3. 肝胃阴虚、胆失疏泄型　胸胁胃脘灼热胀满、隐痛,嗳气、嘈杂、口苦咽干、欲呕、纳呆,舌质红少苔、或剥苔,脉弦细数。胃镜观察,胃窦部黏膜粗糙,胃体小区黏膜变薄,皱襞消失。黏膜活检腺体萎缩。

药用一贯煎加乌梅、生山楂、金钱草、莱菔子各15g,代赭石30g,木瓜10g。

疗效观察:痊愈(症状消失,胃镜复查:幽门口无胆汁反流,胃黏膜无充血水肿)59例,好转(症状基本消失,胃镜复查:幽门口胆汁反流减少,胃黏膜轻度充血、水肿)27例,无14例。总有效率为86%。治疗时间,最短者45天,最长者180天。

姜某,男,33岁。住院号17619。胃脘胀满隐痛、嗳气、呕吐黄水、纳差二年。舌质红、苔白腻,脉细弦滑。胃镜检查:幽门口大量黄绿色胆汁反流入胃,胃内见黄绿色胆汁滞留,黏膜充血水肿。诊断为胆汁反流性胃炎。中医辨证:肝郁气滞、胆失疏泄型胃脘痛。治拟疏肝和胃,利胆。方选四逆散加代赭石30g,莱菔子、金钱草各15g,鸡内金、青陈皮各6g。治疗3个月余,症状消失,饮食正常。胃镜复查:幽门口无黄绿色胆汁反流入胃,黏膜附着液变清,胃内无黄绿色胆汁停滞,黏膜无充血水肿。随访5年,未见复发。

热某,女,49岁。住院号12918。5年前开始胃脘、双胁胀痛,固定不移,吸气不畅、口苦、呕吐黄绿水、纳差,迭治不愈。查舌质淡红、边有密斑,苔浮黄,脉弦细涩。胃镜检查:胃黏膜充血水肿,部分黏膜糜烂、少量出血,胃内滞留大量胆汁。诊断为胆汁反流性糜烂性胃炎。中医辨证:气滞血瘀、胆失疏泄型胃痛症。治拟疏肝解郁,祛瘀利胆。方选柴胡疏肝散:郁金10g,代赭石30g,大黄、鸡内金各6g,蒲黄、白及9g,金钱草15g。治疗5个月,以上症状消失。胃镜复查:胃黏膜正常,胃内无滞留胆汁。随访3年,未见复发。

马某,男,24岁。住院号16193。3年前逐渐感胃脘胸胁灼热胀满、隐隐作痛、嗳气、嘈杂、口苦咽干、呕吐黄水、纳呆,近6个月来消瘦。查舌质红、无苔,脉细数。胃镜检查:胃窦部黏膜粗糙,胃体黏膜皱襞略消失,黏膜可见大量胆汁附着,活检示胃腺体减少。诊断为慢性胆汁反流性、萎缩性胃炎。中医辨证:肝胃阴虚、胆失疏泄型胃痛。治宜养阴疏肝,和胃利胆。方选一贯煎加乌梅、金钱草、莱菔子各15g,生山楂、代赭石各30g,鸡内金6g。治疗6个月,症状消失,饮食增加,体重增3kg。胃镜复查:幽门口无胆汁反流,黏膜皱襞消失基本恢复,活检示胃腺体基本正常。随访5年,未见复发。

[讨论]胆汁反流性胃炎属中医学"胃脘痛""嘈杂"等范畴。胆

汁的生成、排泄与肝的疏泄、胃的和降功能密切相关。胆附于肝,胆汁来源于肝,受肝之余气而成,疏泄下行,注入肠中以助消化;胃主受纳,以降为顺。故胆汁反流的病机乃属肝郁气滞,胃失和降,胆失疏泄。笔者 10 余年以疏肝和胃利胆为宗旨,选用四逆散为基本方化裁加用利胆降逆之品,如金钱草、鸡内金、代赭石、莱菔子等使胃气下行,而胆经虚火随之下降,配山楂、木瓜、白芍疏肝、柔肝、理气和胃降逆,少佐柴胡使降中有升,以治疗胆汁反流性胃炎,随着胆汁正常疏泄而胃部病理改变可获改善。

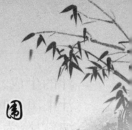

许公平主任医师治疗糖尿病周围
神经病变的经验

许馨予　徐坦　指导:许公平

乌鲁木齐市中医医院　新疆　乌鲁木齐　830000

基金项目:国家中医药管理局名老中医药专家传承工作室建设项目(国中医药人教函[2012]149号);国家中医药管理局"十一五"重点专科(专病)建设项目(31J2X1L123K109)

摘要:总结名老中医许公平治疗糖尿病周围神经病变的临床经验,发现许公平治疗本病具有以下几个特点:①常从气虚血瘀、阴虚血瘀、湿瘀阻络3种证型着手,采用内服中药加其独创的渴必络1号方、渴必络2号方足浴的治疗方法,内外并举、双管齐下;②秉承中医"不治已病治未病"的思想,注重早期干预和宣传教育;③治疗时紧紧抓住"活血化瘀"这一主线不放松,重视"活血化瘀"的主导地位。希冀本文为继承和发扬许公平学术思想和临床经验的后学者提供参考。

糖尿病周围神经病变是糖尿病最常见的慢性并发症之一。根据文献报道,60%~90%的糖尿病患者有不同程度的周围神经损害,可导致肢体的疼痛、麻木、感觉异常,甚至肌肉萎缩等,严重影响患者的生活和生存质量,是糖尿病致残的重要原因之一[1]。许公平是第四批全国老中医药专家学术经验继承工作指导老师,国家中医药管理局全国名老中医药专家传承工作室建设项目——许公平全国名老中医药传承工作室专家,国家级重点专科糖尿病科学科带头人。从事中医、中西医结合临床、科研及教学工作40余年,擅长辨病辨证相结合治疗各种外感、内伤疾病及疑难杂症,尤其在内分泌疾病、糖尿病及其并发症等领域经验丰富。笔者有幸随诊多年,现将其治疗糖尿病周围神经病变的经验整理介绍如下:

（一）对病因病机的认识

糖尿病周围神经病变,中医古籍虽无该病名,但根据临床表现可归属于中医"痹证""痿证""血痹""不仁""麻木""痿躄"等范畴,目前其中医规范病名为"消渴筋痹"或"消渴病痹证"。《中藏经》记载,痹病"或痛,或痒,或麻,或急,或缓而不能收持,或拳而不能舒张,或行立艰难……或上不通于下,或下不通于上,或大腑闭塞,或左右手疼痛……种种诸症,皆出于痹也。"《丹溪心法》载,消渴"肾虚受之,腿膝枯细,骨节酸疼"。消渴病或因饮食不节,过食肥甘,积热内蕴,化燥伤津;或因情志失调,气机郁滞,进而化火;或因劳欲过度,损耗阴精,致阴虚火旺。许公平认为,以上病因均可导致阴津耗伤,燥热偏盛,发为消渴。消渴日久,或肺失通调,或脾不能散精化气,或肾与膀胱失于气化,水液代谢失调,聚湿为痰。另外,消渴病阴虚内热,耗津灼液,可致瘀血内阻。血瘀、痰湿又可相互转化,痰湿、血瘀既成,则阻碍气血正常运行,络脉细而气血运行较缓,终致痰瘀交阻,络道闭塞,形成痹证。本病临床以肢端发凉、麻木、疼痛甚至肌肉萎缩为主要临床表现。该病早期呈相对可逆性,后期发展为顽固性难治性神经损伤[2,3]。

许公平认为,本病大多属本虚标实证,病机以气阴亏虚为本、痰瘀阻络为标,且阴虚是本病发病的关键,气虚是迁延不愈的症结,血瘀是造成本病的主要原因,痰湿是不可忽视的致病因素,病位在肢体络脉。

（二）诊疗经验

1. 辨证分型　通过长期的临床经验积累,许公平认为糖尿病周围神经病变当以气阴两虚为本、痰瘀阻络为标,并且瘀血作为病理产物始终贯穿糖尿病周围神经病变的整个过程。临证首先需辨别虚实,实证起病急,病程短,指端或足趾麻木、疼痛明显,感觉异常,活动不利;虚证发病缓,病程长,局部疼痛轻微,四肢指（趾）端麻木、蚁走感、震颤、拘挛、小腿抽筋,常有反复发作史。许公平认为,本病病情错综复杂,单纯实证或纯虚证少见,多虚实夹杂或兼有其他症状。因此,临床治疗中应审因度势,因证变法,不可拘泥于理论。许公平辨治消渴病痹证常从气虚血瘀、阴虚血瘀、湿瘀阻络3种证型着手。

（1）气虚血瘀型:证见手足麻木、四肢冷痛,蚁走感,夜间加重,少气懒言,神疲倦怠,舌质淡暗或瘀斑、苔薄白,脉涩。治则益气化瘀。方选补阳还五汤加减。处方:黄芪 30g,当归 15g,川芎 10g,赤芍 15g,桃仁 6g,红花 6g,地龙 9g。若四肢冷痛、形寒肢冷者,加制附片 10g、细辛 3g、桂枝 12g;若伴腰膝酸软、下肢乏力者,加狗脊 15g、木瓜 15g、补骨脂 10g。

(2)阴虚血瘀型:证见手足麻木、灼热疼痛,腿足挛急,小腿抽搐或痿软无力,五心烦热,腰膝酸软,口咽干燥,舌质红、少苔,脉细数涩。治则养阴化瘀。方选二至丸合四物汤加减。处方:女贞子 10g,墨旱莲 9g,当归 10g,川芎 10g,生地黄 12g,赤芍 10g,红花 6g,牛膝 10g,甘草 6g。若阴虚内热较盛,偏内热者,加知母 10g、黄柏 10g、青蒿 10g、地骨皮 10g;偏阴虚者,加麦冬 6g、五味子 10g、石斛 10g。若血瘀盛者,加路路通 15g、鬼箭羽 10g、三七粉 10g。

(3)湿瘀阻络型:证见手足麻木、周身困重,下肢肿胀疼痛,肤色紫黯,胸闷腹胀,午后加重,舌质淡暗或瘀斑、苔白或厚腻,脉滑。治则除湿化瘀。方选加味苍柏散加减。处方:苍术 10g,白术 10g,黄柏 10g,防己 10g,薏苡仁 30g,海桐皮 10g,牛膝 15g,槟榔 10g,木瓜 10g,羌活 10g,独活 10g,当归 10g,川芎 9g,赤芍 9g。若下肢肿胀较甚,加猪苓 10g、五加皮 10g、冬瓜皮 30g;若瘀血较重,加水蛭 6g、红花 9g、鸡血藤 10g。

2. 中药熏洗治疗　注重内外合治,双管齐下,在内服中药的同时,常常配合应用其独创的渴必络 1 号方和 2 号方,通过中药足浴使药物有效成分通过皮肤腠理及毛细血管吸收,使气血经络畅通,改善循环。若有四肢不温的患者,则必加入花椒以辛散透达。

(1)渴必络 1 号方:红花 10g,川芎 9g,当归 20g,木瓜 9g,络石藤 12g,苏木 10g,骨碎补 10g,制川乌 5g,制草乌 5g,牛膝 9g,鸡血藤 20g,伸筋草 20g,花椒 10g。此方适用于气虚寒凝血瘀型,多用于双下肢麻木疼痛、夜间痛甚、四肢不温、肢体无力、不能久站的患者。

(2)渴必络 2 号方:红花 10g,川芎 9g,当归 20g,赤芍 10g,地龙 9g,路路通 10g,秦艽 15g,海桐皮 15g,络石藤 30g,钩藤 30g,白蒺藜 15g,何首乌 10g。此方适用于阴虚湿瘀互结型,多用于双下肢肿胀疼痛,肢端麻木、拘挛、震颤、抽筋的患者。

3. 注重早期干预和宣传教育　糖尿病周围神经病变的发病缓

慢而隐匿,有些患者出现的症状相对较晚,一大部分患者是住院时通过检查肌电图显示周围神经传导速度减慢,或做膀胱 B 超显示膀胱残余尿量增多而发现和诊断的。许公平治疗此病,秉承中医"不治已病治未病"的思想,注重早期干预和宣传教育。因为早期发现较难,但治疗相对容易而可逆,发展到后期就成为顽固而难治性的神经损伤,所以在门诊上告诉患者坚持每天温水泡脚,自我体验双下肢有无感觉减退,并辨证予以中药口服扶正祛邪,极早地清除"痰湿""瘀血"等病理产物,防止消渴病痹证的发生。

4. 重视活血化瘀治疗的主导地位 瘀血既是糖尿病周围神经病变的病理产物,又是该病的主要致病原因,且血瘀症状贯穿糖尿病周围神经病变的整个过程中。不难发现,许公平在治疗糖尿病周围神经病变时,组方药物里面均包含有四物汤的成分。此外,他还常常选用桃仁、红花、牛膝、三七粉、水蛭、鬼箭羽、鸡血藤、苏木等活血之品以加强活血化瘀力度。大量临证经验已证实,活血类药物可替代西医治疗中的改善循环措施和营养神经治疗[4]。

(三)病案举例

周某,女,60 岁,2014 年 4 月 25 日诊。有糖尿病病史 12 年,主诉双下肢麻木、发凉、疼痛,足踝部略浮肿,自感疲乏无力,口干多饮,舌质淡暗、苔白腻,脉沉滑。查空腹血糖 7.3mmol/L,肌电图示双下肢神经传导速度减慢,符合糖尿病周围神经病变。西医诊断:2 型糖尿病,周围神经病变。中医诊断:消渴病痹证。证属湿瘀阻络,治则除湿化瘀,方选加味苍柏散加减。苍术 10g、白术 10g、防己 10g、薏苡仁 30g、海桐皮 10g、牛膝 15g、槟榔 10g、木瓜 10g、羌活 10g、独活 10g、当归 10g、川芎 9g、赤芍 9g、片姜黄 10g、威灵仙 15g。另加中药渴必络 1 号方足浴治疗。因患者家住外地,来往不便,故此次就诊予开具 1 个月中药。治疗 1 个月后,患者来此探亲小住,复诊时见双下肢已无麻木疼痛,足踝部按压无浮肿,略感小腿及足底发凉,舌苔全消,予原方加制附片 10g、桂枝 12g 以温通经脉,7 剂。2014 年 6 月 5 日再诊,诸症好转,嘱患者按首诊原方继续服用 2 周以巩固疗效。门诊随访 2 年至今,上述诸症未复发。

按:方中苍术、白术、薏苡仁祛湿健脾;当归、川芎、赤芍活血调血;羌活、独活利关节、散风湿;海桐皮、威灵仙祛风湿、通络止痛;防己、木瓜酸温化湿行水；槟榔辛苦性温，沉重性坠，直达下焦，降浊泄壅；姜黄破血行气，通经止痛；牛膝活血化瘀，引诸药下行，使药达病所。根据叶天士"络以辛为泄"的著名论点，足浴方中加花椒，辛香通络，并走窜引经，引诸药达络病之所，并能制约入血药物凝固之弊端，能温中散寒除湿，解郁，止痛。《药性论》指出，花椒能"治恶风遍身四肢顽痹，口齿浮肿摇动"。《本草便读》云："凡藤蔓之属，皆可通经入络。"故方中加入藤类活血通络药物，如鸡血藤、络石藤等。诸药内外合用，使局部寒、湿、瘀等浊邪尽散，气血通畅，脉络得以畅通，凉麻疼痛等症自然缓解。

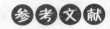

参考文献

[1] 潘长玉.神经节苷脂治疗糖尿病神经病变的基础与临床[J].中华内分泌代谢杂志,1995,11(1):40-42.

[2] 范冠杰.糖尿病[M].2版.北京:人民卫生出版社,2006:357.

[3] 蔡永敏,杨辰华,王振涛.糖尿病临床诊疗学[M].上海:第二军医大学出版社,2006:315.

[4] 范冠杰,邓兆智.内分泌科专病与风湿病中医临床诊治[M].3版.北京:人民卫生出版社,2013:65-66.

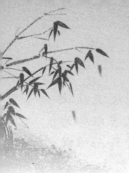

许公平主任医师验案二则

许馨予 徐坦 许雷鸣 董梅

乌鲁木齐市中医医院 新疆 乌鲁木齐 830000

　　许公平系第四批全国老中医药专家学术经验继承工作指导老师,行医 40 余载,学验俱丰,擅长治疗内科疑难杂症,对治疗呼吸系统疾病亦有独到之处。笔者有幸随师临诊,获益颇多。今不揣愚陋,结合许公平临床案例,略述其治疗经验如下。

　　(一)咳嗽案(胃食管反流性咳嗽)

　　金某,男,51 岁。2011 年 2 月 14 日初诊。患者咳嗽,咳痰,时感烧心、反酸,胃脘不适、闷胀,反复发作已有 5 年余。近 3 年来咳嗽少痰,日渐加重,睡卧尤显,伴胃脘部嘈杂不适,烧心,纳食一般,二便尚正常。舌色淡红、苔薄白稍腻,脉弦细。曾查胸片示两肺纹理增长,肺功能示轻度阻塞性通气功能障碍。既往有慢性浅表性胃炎、反流性食管炎病史 8 年。证属肝胃气机失调,升降失司,肺失清肃。治拟和胃降逆,宣降肺气,止咳化痰。处方:煅瓦楞(先煎)30g,代赭石(先煎)30g,海螵蛸(先煎)30g,旋覆花 10g(包煎),木香 10g,陈皮 10g,前胡 10g,杏仁 10g,苏子 10g,白芥子 10g,莱菔子 30g,枇杷叶 10g,甘草6g,蒲公英 30g。并嘱患者不宜进食生冷、燥热、油炸、煎烤食物,避免烟酒茶刺激。7 剂后,诸症状稍好转。续服 20 余剂,始见反酸减少,咳嗽止。随访半年,咳嗽无复发。

　　按:《素问·咳论》曰:"五脏六腑皆令人咳,非独肺也。""此皆聚于胃,关于肺。"其虽不言治而治法已寓其中。且有《灵枢·经脉》曰:"肺手太阴之脉……还循胃口,上膈属肺。"许公平认为,此种咳嗽,先有胃肠疾患,后生咳嗽,既无表证,当求内因,所谓诸脏先伤,后传于肺,标见于肺,而其本在胃也。西医学亦认为,胃食管反流性咳嗽(GERC)是因胃酸或其他胃内容物反流进入食管,刺激气管黏膜而引发炎症和痉挛,导致以咳嗽为突出的临床表现。其典型反流症状表现为胸骨后烧灼感、反酸、嗳气、胸闷等症状。故治疗上,当以肺为标,胃为本;止咳为标,降逆为本。胃气降则肺气已降,肺气降而咳嗽自止,即所谓降肝胃而寓宁肺。治疗时应当以和胃降逆为大法,辅以宣降肺气、止咳化痰之品。方选煅瓦楞、海螵蛸和胃止酸,旋覆花、代赭石重镇降逆,蒲公英清胃热,枇杷叶和胃下气,杏仁、前胡、苏子、白芥子、莱菔子宣降肺气而化痰,木香、陈皮合之通行脾胃之滞气,甘草调和诸药。合之,共奏和胃降逆、化痰止咳之功。经中药及饮食的调治,获效颇著。

(二)哮证案(支气管哮喘)

王某,男,53岁。2011年3月4日初诊。既往有哮喘史,常因冷空气、刺激性气味接触后发作。1个月前因受凉后出现咳嗽咳痰,痰白色、质黏不易咳出,伴胸闷气急,喷嚏频作,咽痒则咳喘作。两肺听诊可闻及哮鸣音。舌色淡、苔淡黄而厚腻,脉弦细。此乃痰浊壅肺,肺失宣降所致。治拟宣肺化痰,降气平喘。处方:炙麻黄10g,杏仁10g,甘草6g,苏子10g,莱菔子30g,白芥子10g,地龙9g,白果10g,细辛3g,前胡10g,枳壳6g,紫菀10g,款冬花10g,枇杷叶10g,桑白皮30g。嘱其避免烟尘异味、海货发物,饮食宜清淡为主。7剂后,咳喘、流涕及喷嚏明显好转。续服14剂,哮喘一直未发,咳嗽减轻,痰亦不多。效不更方,原方加减再服14剂,病未再发,嘱其平时可服金水宝胶囊或百令胶囊。随访至今,咳喘未再反复。

按:《黄帝内经》无哮证病名,但有相关记载,如"起则熏肺,使人喘鸣"(《素问·阴阳别论》)。《金匮要略·肺痿肺痈咳嗽上气病脉证治》云:"咳而上气,喉中水鸡声,射干麻黄汤主之。"此论指出了哮证发作的特征和治疗。哮证之治,后世多宗朱丹溪"未发以扶正为主,既发以攻邪为急"之论,以此为要则,各臻细密。许公平认为,哮喘屡发屡止的因素,是由于宿痰内伏于肺,复加外感、饮食、情志、劳倦等因素,引动宿痰,痰随气升,气因痰阻,相互搏结,壅塞气道,肺气宣降功能失调所致。在治疗上,强调治喘先治痰,治痰宜调气,方选三拗汤合三子养亲汤(麻黄、杏仁、甘草、苏子、莱菔子、白芥子)祛痰平喘,再合地龙、白果敛肺平喘,细辛祛风通窍,前胡、枳壳宽胸降气化痰,紫菀、款冬花、枇杷叶、桑白皮化痰止咳平喘。全方切准哮喘急性发作期的病机本质,使喘能平、痰能化,迅速控制症状,缓解患者的痛苦。是故病有三层,治有三法,层层护卫,法法兼到。

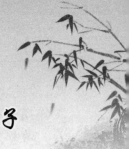

许公平运用柴胡疏肝散合金铃子散加减临床应用举隅

徐坦　许馨予　许雷鸣　董梅　指导:许公平
乌鲁木齐市中医医院　新疆　乌鲁木齐　830000

　　许公平系我院国家级重点专科糖尿病科学科带头人、全国名老中医药专家学术经验继承工作指导老师,潜心岐黄之道40余载,积累了丰富的临床经验。笔者跟随其学习期间,获益匪浅,现将运用柴胡疏肝散合金铃子散的经验介绍如下:

　　柴胡疏肝散出自《医学统旨》,为疏肝理气之代表方剂,具有疏肝解郁、行气止痛之功效;金铃子散出自《袖珍》卷二引《圣惠》,具有行气疏肝、活血止痛之功效,临床应用均非常广泛。笔者常用上述两方化裁治疗门诊内分泌紊乱患者,常获良效,举例如下。

(一)乳腺增生症

　　陈某,女,30岁。营业员。2010年10月初诊,患者1年前发现两侧乳房肿块伴有疼痛,经行前疼痛加剧,曾做病理切片检查诊断为乳腺增生症。乳腺B超显示双侧乳房肿块左侧2.10cm×3.22cm、右侧3.15cm×4.20cm,质硬,推之可移,不与皮肤粘连,皮色正常,有压痛。舌质黯、苔白腻,脉沉涩。中医诊断:乳癖。西医诊断:乳腺增生症。辨证:肝郁气滞,痰凝血瘀,冲任失调。治法:疏肝理气,活血通络,化痰散结,调理冲任。方药:柴胡疏肝散合金铃子散加减。青皮9g,柴胡9g,川芎9g,枳壳9g,赤芍9g,香附9g,川楝子6g,延胡索9g,郁金9g,浙贝母12g,丝瓜络10g,山慈菇6g。水煎服,每天1剂。连服14剂后,双乳疼痛减轻,肿块明显缩小。上方加当归10g、白芍10g、菟丝子10g,继服1个月,双侧乳房肿块及疼痛均消失。3个月后随访,未复发。

　　按:乳腺增生症属疑难病症,属中医"乳癖"范畴。《疡医大全》云:"乳癖似乳中结核……其核随喜怒消长,此名乳癖。"中医认为本病的发生与肝及冲任失调有关。《外科医案汇编》曰:"乳中结核,虽云肝病,其本在肾。"冲为血海,属肝肾,肝气不疏则冲任失调,血络瘀滞,气机不畅,痰凝积聚于乳络,结而成核,形成乳癖。故本病的病机为肝气郁结、痰凝血瘀、冲任失调[1]。该病多与脏腑功能失调、气血失和有关,病变脏腑责之肝脾,尤其是性格内向,情绪压抑,好生闷气,或性情急躁、动则易怒或七情所伤,忧思过度,而致肝失疏泄,郁而成痰等,均可导致痰湿结聚,气血凝滞而形成肿块。西医学认为,乳腺增生症是与内分泌功能紊乱密切相关的增生性疾病。乳房是体内多种内分泌激素的靶器官,其生长发育,及其伴随月经周期各个阶段出现的周期性变化和乳汁分泌等一系列生理活动,是受大脑皮质、下丘脑和各种内分泌腺调控的,是在下丘脑-垂体-卵巢轴及其他内分泌激素的调节控制下进行的。长期精神刺激或过度焦虑、恐惧、兴奋、抑郁等均可产生交感神经兴奋、下丘脑-垂体-肾上腺皮质轴兴奋,从而导致下丘脑-垂体-性腺轴的抑制或功能紊乱[2]。因此,疏肝调摄情志是从改善神经内分泌功能来调理内分泌的。方中柴胡疏肝解郁,调理气机为主药;香附、赤芍助柴胡和肝解郁、散瘀止痛,青皮、枳壳行气导滞,共为方中辅药;川芎理气活血止痛,为方中佐药;川楝子清热行气,泄气分之热而止痛;延胡索活血行气,行血分之滞而止痛;郁金能散能行,既能活血又能行气解郁,而达止痛之效,配柴胡、香附共奏活血行气止痛之功;浙贝母化痰散结;丝瓜络活血通络;山慈菇清热解毒,消痈散结;当归、白芍和血止痛;菟丝子益肾固本,调冲任。诸药合用,共奏疏肝行气、活血通络、化痰散结、调理冲任之功。

(二)甲状腺结节

某女,43岁,教师。患良性甲状腺结节2年。自述颈前胀满不适,声音嘶哑,吞咽不利,烦闷,胁痛不适。可扪及双侧甲状腺多个结节,质地中等,边界清楚,可随吞咽上下移动。甲状腺B超示双侧可见多个囊性结节,最大者达1.5cm×1.2cm大小,肿块内无钙化,气管无移位。

西医诊断:甲状腺结节。中医诊断:瘿瘤(肉瘿)。辨证:肝郁气滞痰凝。治法:疏肝理气,化痰软坚,散结止痛。方药:柴胡疏肝散合金铃子散加减。青皮9g,柴胡9g,川芎9g,枳壳9g,赤芍9g,香附

117

9g,川楝子6g,延胡索9g,郁金9g,木蝴蝶6g,山慈菇6g,夏枯草6g,莱菔子30g。水煎服,每天1剂。连服14剂后,患者颈前胀满不适消失,发声正常,吞咽正常,烦闷胁痛等均有明显减轻。上方加瓦楞子30g(先煎)、海浮石10g,继服1个月,上述不适症状均消失,扪及的结节较前明显减小。3个月后随访查甲状腺B超示双侧多个囊性结节,最大者为0.8cm×0.5cm,无钙化。半年后复查未见复发。

按:甲状腺结节好发于成年女性,且大多数呈良性。近年来,本病发病率呈显著升高之势。西医治疗良性甲状腺结节的方法主要有随访观察、甲状腺激素抑制治疗、手术治疗等。有学者认为,甲状腺激素治疗甲状腺结节与促甲状腺素(TSH)水平及该地区碘缺乏相关,且远期疗效不理想,长期服用存在骨量丢失、甲状腺功能改变及心血管病变等不良反应。手术治疗目前在临床上应用广泛,但存在治疗过度和术后复发的缺点,且可能出现术后甲状腺功能减退,需要激素替代治疗,亦会加剧患者焦虑恐惧情绪,而影响其生活质量。甲状腺结节属于中医"瘿瘤""肉瘿"范畴。情志内伤是其主要内因。《济生方》所云"夫瘿瘤者,多由喜怒不节,忧思过度,而成斯疾焉。大抵人之气血,循环一身,常欲无滞留之患,调摄失宜,气滞血凝,为瘿为瘤",也阐明了瘿瘤发病的情志因素。中医认为肝主疏泄,如恼怒郁愤则肝失疏泄,枢机不利则气机瘀滞,气机不畅,血液无力推动,而现瘀象。气机不利,肺气失宣,因而生痰,逐渐发展成气滞、痰凝[3]。因而肉瘿之发病内因基础是情志所伤,而气滞、痰、瘀是其中医病机。故治疗应以疏肝理气、化痰软坚、散结止痛为法。基本方方解同上所述。木蝴蝶疏肝利咽,山慈菇清热解毒、消痈散结,夏枯草入肝经以清肝散结(早在《神农本草经》中就有记载,夏枯草"主寒热、瘰疬、鼠瘘、头疮,破癥,散瘿结气,脚肿湿痹"),莱菔子降气化痰(朱丹溪称其治痰,有推墙倒壁之功)。煅瓦楞可消痰化瘀、软坚散结;海浮石性寒,化老痰、软坚散结(《本草纲目》云其可"消瘿瘤结核""消疮肿")。诸药合用,共奏疏肝理气、化痰软坚、散结止痛之功。

(三)慢性胃炎

张某,女,56岁,退休公务员。2008年3月初诊。患者自述2年前出现间断性胃脘部胀痛不适,饱食后或情绪不佳时发作或明显加重,曾在某三甲医院做胃镜示慢性萎缩性胃炎伴糜烂。现患者面黄、纳呆、胃脘部胀痛,舌红苔薄黄、脉弦。中医诊断:胃痞。西医诊断:慢性萎缩性胃炎。辨证:肝气郁结,肝脾不和。治法:疏肝解郁,和胃止痛,除痞消满。方药:柴胡疏肝散合金铃子散加减。陈皮9g,柴胡9g,川芎9g,枳壳9g,赤芍9g,香附9g,川楝子6g,延胡索9g,郁金9g。水煎服,每天1剂。连服14剂后,胃脘部无胀痛不适,面色好转,纳食较好。后连服1个月,至今未见复发。

按:慢性胃炎为多种病因引起的胃黏膜弥漫性或局限性炎症病变,为消化系常见病,在各种胃部疾病中发病率较高。本病不仅会造成患者的生活质量不同程度地下降,并且病程迁延会有恶变,有形成胃癌以及肠癌的可能性[4]。本病病位在胃,临床主要表现为胃脘部疼痛、痞闷或胀满不适,进食后加重,病情反复且与情绪变化有关,常伴有嗳气、泛酸、纳呆、呕恶、神疲乏力、面色萎黄、舌苔薄白或黄腻、脉弦等。今观临床患者,其病亦多与郁怒等情绪有关,或因其起病,或因其加剧[5]。若情绪不遂、忧思恼怒,则气郁而伤肝,肝木失于疏泄,气机失调,进而影响脾胃的纳、化、升、降,以致胃失和降,中焦气机"结聚而不得发越,当升者不能升,当降者不能降,当变化者不能变化"[6],最终造成胃脘胀痛,饮食不进而嗳气、吞酸、胀痛、呕恶之症俱作,即不通则痛。正如叶天士所云"厥阴之气上干,阳明之气失降""肝为起病之源,胃为传病之所",一语道破二者之间的关系。若出现嗳气、呕恶频作,可加旋覆花10g(包煎)、代赭石30g(先煎),以降气止逆。兼有嘈杂吐酸、口苦、心烦易怒、苔黄等肝郁日久化火犯胃者,合用左金丸(黄连10g、吴茱萸3g)以清肝泻火、降逆止呕,加海螵蛸10g、煅瓦楞30g以制酸止痛。兼有咽干口渴,夜间尤甚、舌红少津等胃阴亏虚者,加石斛10g、沙参10g、麦冬10g以滋阴养胃、生津止渴。

小结:许公平认为,在现代日常生活中,人们饮食不节、情志不遂,工作压力大,易伤肝气,故治疗上不能单靠药物调理,患者更应该在生活工作中自我调节,减轻自身压力,以助调畅气机。忌暴饮暴食,禁忌烟酒,规律饮食,少食或不食辛辣刺激之品,注意补充营养。同时自我减压,调畅情志,保持心情舒畅,使肝气条达,方可利于疾病康复,延年益寿。

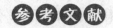

[1] 白莉,王香存.自拟通乳散结汤治疗乳腺增生 78 例[J].河南中医学院学报,2009,24(2):66-67.

[2] 樊书娟,刘武洲,刘丰艳.自拟逍遥散结汤治疗 182 例乳腺增生病临床观察[J].河南中医学院学报,2009,24(2):71.

[3] 许芝银.100 例甲状腺囊腺瘤中医分型及治疗总结[C].全国第二届中医甲状腺疾病学术会议资料汇编,1991:10.

[4] 王东.浅谈慢性胃炎的危害和治疗[J].医学信息(中旬刊),2010(12):3605-3606.

[5] 姜英辉,周琳.从肝郁气滞论治慢性萎缩性胃炎[J].吉林中医药,2008,28(9):634-635.

[6] 颜正华.中药学[M].北京:人民卫生出版社,1991:408.

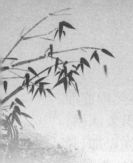

许公平治疗消渴病经验介绍

徐坦　许馨予　指导：许公平

乌鲁木齐市中医医院　新疆　乌鲁木齐　830000

消渴病是由体质因素加饮食失节、情志失调、年高劳倦、外感邪毒或药石所伤等多种病因所致，以多饮、多食、多尿、形体消瘦、尿有甜味为典型症状的病证，相当于西医学的糖尿病[1]。该病由多种原因导致肺、脾、肾功能失调而致[2]，其发病以阴虚热盛肇其端，病程日久，耗气伤阴，气阴两虚，晚期阴损及阳，乃至阴阳两虚[3]。

许公平是新疆乌鲁木齐市中医医院主任医师，第四批全国老中医药专家学术经验继承工作指导老师，从事中医、中西医结合临床科研及教学工作，擅长辨病辨证相结合治疗各种疑难杂症，尤其在内分泌代谢疾病、糖尿病及其并发症等领域经验丰富。其研制的"三消康胶囊""消渴健脾胶囊""渴心通胶囊"等多种院内制剂应用于临床，疗效显著，收到了很好的社会和经济效益。笔者跟随许公平学习期间，受益匪浅。现将许公平辨治消渴病的学术思想和临床经验总结如下。

（一）病因

1. 饮食不节　糖尿病发病率较高的国家主要集中在发展中国家及发达国家，随着社会经济水平的快速提高，近20年来，人们的饮食习惯也发生了巨变，绿色环保的健康食品越来越少，产业化种植的、高热量的食物占据了人们的餐桌，所以糖尿病呈井喷式爆发。许公平根据古代医家提出的消渴病病因，结合现代人生活方式及工作特点，提出长期过食肥甘、醇酒厚味，损伤脾胃，脾胃运化失司，积热内蕴，消谷耗液，损耗阴津而发生消渴病。《素问·奇病论》曰："此肥美之所发也，此人必数食甘美而多肥也，肥者令人内热，甘者令人中满，故其气上溢，转为消渴。"酒为水谷之精，其性悍，少饮有利于宣通血脉,舒筋活络,过饮则可损伤脾胃,酿成内湿、内热或湿热内盛而发消渴。正如唐代孙思邈《备急千金要方·消渴》曰:"凡积久饮酒,未有不成消渴,然则大寒凝海而酒不冻,明其酒性酷热,物无以加,脯炙盐咸,酒客耽嗜,不离其口,三觞之后,制不由己,饮啖无度,咀嚼酢酱,不择酸咸,积年长夜,酣兴不解,遂使三焦猛热,五脏干燥,木石犹且焦枯,在人何能不渴。"《丹溪心法·消渴》谓:"酒面无节,酷嗜炙煿……于是炎火上熏,脏腑生热,燥热炽盛,津液干焦,渴饮水浆,而不能自禁。"《素问·腹中论》云:"夫热中、消中者,皆富贵人也。"[4]

2. 体力活动减少　中医学称之为"逸伤"。人体需要适当的劳动或运动,以助气血流通,增强体质。若长时间缺乏形体活动,不劳动,不参加体育锻炼,就会导致逸病。《世补斋医书·逸病解》曰:"夫逸之为病,脾病也。"说明过度安逸,可使脾胃功能减退,谷气不消,生化乏源,导致气血不足。正如李中梓《证治汇补·消渴》说:"脾胃气虚衰,不能交媾水火,变化津液而渴者。"若脾虚气血津液匮乏,则上不能奉心肺则燥热,下不能滋肝肾则阴虚,相继出现肺燥、胃热、肾虚等病理过程。《素问·宣明五气》所说"久卧伤气,久坐伤肉",也是这个道理。

3. 情志不舒　许公平认为现今社会,工作、生活压力大,长期情志不舒可导致肝失条达,肝气郁滞,郁而化热,郁久化火,火热炽盛,不仅上灼胃津,下耗肾液,而且肝之疏泄太过,肾之闭藏失司,则火炎于上,津液泄于下,三多之症随之而起,发为消渴。《灵枢·五变》曰:"刚则多怒,怒则气上逆,胸中畜积,血气逆留,髋皮充肌,血脉不行,转而为热,热则消肌肤,故为消瘅。"刚者,非柔也,因水少故也。怒伤肝,肝体阴而用阳,主升发疏泄,其体阴源于肾水,其用阳本于相火,即阴中之阳也,受肾水之润藏而不燥亢,受肺金胆木之敛降而不浮越,和煦下焦,徐徐升发[5]。另外,心气郁结,郁而化火,心火亢盛,致肾阴亏损,水火不济,亦可发为消渴。《慎斋遗书·渴》云:"心思过度……此心火乘脾,胃燥而肾无救。"由此可见,情志失调是消渴病发病的重要因素。

(二)病机

许公平根据多年临床诊治经验,认为消渴病病机以阴虚燥热、痰湿困脾为主。虚为肺、心、脾、肝、肾亏虚以及气虚、血虚、阴虚、阳虚，但以肺阴虚、脾阴虚、肝阴虚、肾阴虚为主。消渴的致病因素，是从肺、胃（脾）、肝、肾之阴所伤而形成，故有上、中、下三消之分，肺燥、胃热、肾阴虚之别，其中肾阴不足是决定性因素。肾为先天之本，藏五液，而寓元阴元阳。若素体阴虚（禀赋不足，包括遗传性），或因劳欲过度、饮食不节、情志失调等因素，导致肾阴亏损。阴虚无力制阳，则阳气躁动而生内热，上燔肺金则烦渴多饮；中灼胃脾则胃热消谷而多食；肾阴虚致脾虚，脾虚而失健运，生化无源，不能散精而养全身，多食反而消瘦；阴虚阳盛，肾之开阖失司，固摄无权，则水谷精微直趋下泄溲出，谷甘不变，多尿且具甜味，消渴乃成[6]。肝肾同源，肝失疏泄则木郁生热，内扰相火，相火妄动使肾失闭藏，故精不内守而外溢。或肝火盛损其肾阴，肾阴被耗，下焦虚衰，肾气摄纳不固，约束无权，表现腰膝酸软、尿量多而甘的为下消。肝不藏血，肝血（阴）不足，血不上荣于目，或肝阴暗耗不能滋阴潜阳，肝阳上扰于目，可出现多种目疾[7]。肝肾精血不能濡养清窍，故耳鸣。水谷精微不能营灌于肌肤，故皮肤干燥瘙痒。阴虚内热，虚热迫液外泄，故潮热盗汗。临床上多数消渴患者有口渴多饮，五心烦热，失眠多梦，潮热，盗汗，耳鸣，视物模糊，舌红少津，少苔或无苔，脉细数等不同程度的阴虚见症。

痰、湿等既是病理产物，又是致病因素，并可相互兼夹，互为因果，形成恶性循环。许公平认为，这些病理产物的产生和积聚，其根本原因在于脾虚。中医传统所认识的消渴病以"多食、多饮、多尿，形体消瘦"为特征，但实际临床中 2 型糖尿病患者，相当一部分"三多一少"症状并不典型，甚至无"三多"症状，形体不但未见明显消瘦，反而多见形体肥胖者。中医理论素有"肥人多痰湿""百病皆由痰作祟"之说。因此，当代学者黄齐豪、李学应等认为，这种肥胖型糖尿病当属痰湿内盛所致，非均由阴虚燥热所为，并从理论上进行了探索，倡导从痰湿论治肥胖型糖尿病。痰之为病，分有形、无形之痰。有形者，形质厚浊，咳咯可见；无形者，无处不到。湿为阴邪，其性黏滞，常呈"气态"，可弥漫全身而为病。痰湿同出一源，均为水液不归正化停滞而成，在一定条件下可相互转化。消渴病发生的诸多因素，如饮食不节、劳倦过度、情志失调等可直接或间接地形成痰湿之邪[8]。

中医认为肥人多痰湿。《素问·通评虚实论》云："凡治消瘅……

甘肥贵人,则高粱之疾也。"此即说明过食肥甘,损伤脾胃,滋生痰湿与邪热,痰热郁阻而发为消渴。《金匮要略》中关于因痰湿致渴的阐述甚多,如"湿家,其人但头汗出……渴欲得饮而不能饮,则口燥烦也""夫水病人,目下有卧蚕……其人消渴"。《景岳全书》曰:"消渴病……皆膏粱肥甘之变,酒色劳伤之过,皆富贵人病之而贫贱者少有也。"这些都从病因病机学上谈及嗜食肥甘,损伤脾运,痰浊内生与消渴密切相关。脾虚不能运化水湿,湿郁不化,脾气不升,津液不布,故口干渴,湿滞中焦则不欲多饮;脾主肌肉四肢,脾失健运,水谷精微不能营养形体肌肉,湿郁肌肤,故肢体乏力、困重;痰湿内阻,气机不畅,故胸脘满闷;脾失健运,水谷不化,清浊不分,故大便溏泻或黏腻不爽[9]。

(三)辨证论治

1. 清热生津　大凡糖尿病患者,多因恣食辛辣,醇酒厚味,情志郁结,日久化火,酿生内热,热灼肺胃,伤津消食,多属肺胃热盛证型。正如《医学原理》所云:"三消之症,尽由津液枯涸,火热炽盛所致。"此型多见于消渴初起或急性加重型。症见口干咽燥,烦渴多饮,多食易饥,尿频量多,大便秘结甚至闭结不通,舌红苔黄燥,脉数。故予以清热生津为法,方以白虎承气汤合增液汤加减而成。处方:石膏30g,知母、生地黄、玄参、山药、天花粉、葛根各10g,生大黄、麦冬各6g。必要时再配以院内制剂三消康胶囊,功能滋阴补肾,清热泻火,生津止渴。口服1次2~4粒,1天3次。

例1　吴某,男,50岁,2012年5月26日初诊。主诉:烦渴多饮5年,加重伴便秘1个月。主症:患者5年前无明显诱因出现烦渴多饮、口干舌燥、尿频量多、多汗、消谷善饥、形体消瘦等症状,曾使用多种西药降糖,血糖时高时低,1个月以来大便干结、1周1次,测空腹血糖8.5mmol/L,尿糖(+++)。舌红苔黄,脉数。单纯西药疗效不显,故来中医就诊。辨证为热盛伤津型,治则清热生津。处方:石膏30g,生地黄、玄参、山药、天花粉、葛根、知母各10g,生大黄、麦冬各6g。服用2周后二诊:空腹血糖下降至6.4mmol/L,尿糖(-)。口已不渴不干,尿频、出汗减少,大便每天1次,舌苔由黄转为微黄,脉细数。原方去石膏、玄参,加地骨皮、牛膝各10g,继服7剂,无汗出,诸症消失。后坚持服用三消康胶囊,每天3次,每次3粒。

按：本案属于肺胃热盛。肺为水之上源，主治节，肺热阴伤，宣发失司，津液失于敷布，则胃失濡润，肾失滋源。如《医学纲目·消渴》云："盖肺藏气，肺无病则气能管摄津液。而津液之精微者，收养筋骨血脉，余者为溲。肺病则津液无气管摄，而精微者亦随溲下，故饮一溲一，而溲如膏油也。"张元素说："消中者，胃也，渴而饮食多，小便赤黄，热能消谷，知其热在中焦也。"汪昂谓："胃中燥坚，不能消受水之浸润，转乘火热之势，直奔下注而出，溲去而内愈燥。"故治疗关键当清泄肺胃燥热，生津止渴。方中石膏辛甘大寒，归肺胃经，清热泻火、除烦止渴，而无化燥伤阴之虞；知母归肺、胃、肾经，有清热滋阴润燥、生津止渴之效，常与石膏相须为用，以增强清热泻火之功；生大黄苦寒沉降，有较好的清热泻下作用，针对胃热大便燥结而设；生地黄养阴生津，对胃热炽盛、肾阴亏虚有养阴生津双重作用；麦冬养阴清肺而生津；玄参入肺、胃、肾经，具有滋阴降火、解毒散结的作用；山药既补脾气又益脾阴，与知母、天花粉相配伍清热养阴，生津止渴；天花粉清热养阴，生津润燥，既清胃中之热，又长于升胃中清阳之气；葛根不但能生津止渴，且升胃中清阳之气，使胃阴得以滋养，而胃气又不至于壅塞，而葛根与天花粉同用，不仅能清肺胃之血热，尚有养肺胃之阴的功能。诸药相合，清热生津、滋阴润燥。此期多用大寒之品，需注意寒药伤脾碍胃，中病即止。邪热既去，便当以滋阴生津为主，优选甘润之品。本方立法用药意在清阳明燥热，以润中焦匮乏之津液；清肺肃金，除上焦热，以图津液可布；坚肾阴滋肾水，以充下焦津液之源。因此，可使燥热清而津液生，气血复而消渴除。

2. 健脾利湿　随着人们生活水平的提高，饮食结构发生改变，人们恣食膏粱厚味（高脂、高蛋白、高热量）或过食辛辣，导致脾胃受伤，纳运失职，脾运不健，容易酿湿生热。正如《素问·奇病论》曰："此肥美之所发也，此人必数食甘美而多肥也，肥者令人内热，甘者令人中满，故其气上溢，转为消渴。"或人们喜安逸少运动，脾胃功能减弱，津液不化，故易生痰化湿，日久化热形成湿热证。湿热中阻，损伤阴津而发消渴。现代研究[10]也认为，高热量饮食、运动减少等生活方式的改变是糖尿病发病的重要危险因素，并且与疾病的发展也密切相关。健脾利湿法适用于症见口干欲饮或不欲饮，多尿，肢体乏力、困重，汗出较多，胸脘满闷，大便溏泻或黏腻不爽，舌质淡体胖，苔白厚腻,脉濡滑的患者。方以平胃散加减。处方:苍术、白术、茯苓、土茯苓、佩兰各 10g,车前子 10g,薏苡仁、冬瓜皮各 30g,厚朴 6g。再配以院内制剂消渴健脾胶囊,功能健脾燥湿、行气和胃。口服,一次 2~4 粒,每天 3 次。

　　例 2　张某,男,62 岁,2014 年 3 月 10 日初诊。主诉:口干 2 年,加重伴肢体乏力 2 周。主症:患者有糖尿病病史 2 年余,空腹血糖 11.2mmol/L,餐后血糖 16.8mmol/L,居高不下,一般降糖药均无效。用胰岛素皮下注射后,空腹血糖降至 7.5mmol/L,餐后血糖降至 12.4mmol/L,但症状无好转,故来中医求诊。症见身体偏胖,口干渴、饮水不多,肢体乏力、困重,小便短、色黄,大便黏腻不爽,口臭,舌苔厚腻,脉滑。辨证为脾失健运、湿阻中焦。治则健脾利湿。处方:佩兰、苍术、白术、茯苓、土茯苓各 10g,车前子 10g,薏苡仁、冬瓜皮各 30g,厚朴 6g。连服 14 剂后二诊:诸症好转,空腹血糖 7.0mmol/L。后配以院内制剂消渴健脾胶囊口服,1 次 3 粒,每天 3 次,至今血糖控制平稳,无不适症状。

　　按:治痰湿之法,中医有“脾为生痰之源,治痰不理脾胃,非其治也”之说,故而当注重健益脾胃之功能。苍术辛苦温,入脾胃二经,为燥湿健脾之要药,且有解郁之功,《玉楸药解》言其“燥土行水,泄饮治痰,行瘀开郁”,能激浊扬清而使高血糖之浊脂化解、痰瘀分消,力助血糖下降;白术苦甘温,补脾燥湿;茯苓淡渗利湿,能祛中焦之湿又能补气,补而不腻,《别录》言其有“止消渴⋯⋯长阴,益气力,保神守中”之功;薏苡仁甘淡渗利,善清肺热、除脾湿,以健脾化湿,利水消肿;再配合厚朴、佩兰行气、消满、化湿,湿化气行则脾运自健;辅以土茯苓、车前子、冬瓜皮等使湿浊由小便而利。诸药相合,健脾化湿、行气利浊,脾复健运,津液得以重新输布,而消渴尽除。

　　3. 养阴益肾　随着糖尿病时间延长,反复发作,其“三多”症状不明显,或中老年患者,起病隐匿,可无症状,似无证可辨。盖肾藏阴,主生殖和生长发育,为先天之本。糖尿病可由遗传因素导致,此先天之禀赋,恐与肾有关。正如《仁斋直指方》所言:“肾藏真精,为脏腑阴液之根,肾水不竭,安有消渴哉。”本证型可见口燥咽干,自汗盗汗,腰膝酸软,耳鸣,齿摇,皮肤干燥、瘙痒,视物模糊,舌红苔少欠津,脉细数等症状。故治宜养阴益肾为法。方以二至丸合麦味地黄汤加减。

处方:女贞子、墨旱莲、五味子、生地黄、山药、山茱萸、牡丹皮、黄芩、茯苓各 10g,麦冬 6g。

例 3 阿某,男,61 岁。2013 年 5 月 10 日初诊。自述 5 年前经某院诊为糖尿病,当时"三多"症状明显,空腹血糖最高达 11.0mmol/L。经服二甲双胍片、格列美脲片,血糖时高时低。近半年来,"三多"症状不明显,仅感腰酸腿困,多汗,口干、眼干。诊见面色潮红,舌红边有齿印、苔薄少,脉沉细。查空腹血糖 9.2mmol/L,尿糖、肝功能正常。证属肝肾阴虚。治以养阴益肾为法。处方:女贞子、五味子、生地黄、山药、山茱萸、牡丹皮、黄芩、茯苓、墨旱莲各 10g,麦冬 6g。守方化裁治疗 2 个月余,症状基本消失,复查空腹血糖 6.8mmol/L,尿糖(-)。

按:糖尿病多发于 50 岁以上的老年人,生理上处于"天癸竭""肾脏衰"的阶段,且肾为先天之本,主藏精,寓元阴元阳,肾之真阴为一身阴液之根本。治疗时应注重从肾着手,滋肾水,益真元,治其本。治疗取《医方集解》之"二至丸"与《医级》之"麦味地黄丸"组合化裁而成。前者功在补肾养肝,可达精血互生之效果,主治肝肾阴虚证;后者功在滋肺补肾,肺肾同治,金水相生,主治肺肾阴虚证。方中墨旱莲、女贞子、山茱萸合用同补肝肾之阴;五味子敛肺止汗生津;麦冬润肺益胃,生津润燥,配以五味子敛阴止汗;生地黄甘苦而凉,养阴而不燥,滋阴而不腻;山药味甘性平,既能固肾摄精,又能培补脾肺之气;生地黄、山药相伍则清热养阴,生津止渴。茯苓配山药淡渗利水以泻渗脾中湿热,二者合用健脾并肺肾同补;丹皮、黄芩以泻阴火。诸药相合,滋补肺肾、肝肾之阴。该方长期服用可使肾中真水渐复,达到"壮水之主,以制阳光",切中消渴病阴虚为本、燥热为标的病机[11]。

许公平还指出糖尿病中医药治疗的基本原则是"抓主症 + 辨证论治"。糖尿病患者因发病年龄、发病类型、发病诱因的不同,以及患者本身体质、所处地域的不同,或处于不同的发病阶段,急性和慢性并发症的有无,慢性并发症轻重不同以及机体反应性不同等诸多因素的影响,所表现的症状复杂多变,各不相同。故希望用一方或一法来统治所有的糖尿病患者是不现实的。故中医药治疗糖尿病既要继承前人的经验,同时亦应有所发展创新,并始终坚持"抓主症""辨证论治",以取得较好的疗效。

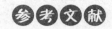

[1] 中华中医药学会糖尿病分会.糖尿病中医诊疗标准[J].世界中西医结合杂志,2011,6(6):540-547.

[2] 王永炎,严世芸.实用中医内科学[M].2版.上海:上海科学技术出版社,2009:511-520.

[3] 郭小舟,倪青.林兰教授治疗糖尿病经验介绍[J].新中医,2010,42(2):105-106.

[4] 范冠杰.糖尿病[M].2版.北京:人民卫生出版社,2006:5-12.

[5] 张龙,孙永宁.养阴法在消渴病各阶段治疗中的应用[J].辽宁中医药大学学报,2012,14(3):148-150.

[6] 王兴,黄青,龚建明.浅议消渴病之病因病机[J].四川中医,2011,29(4):37-38.

[7] 林丽华,陈润东.从肝论治糖尿病的理论基础[J].中医药导报,2006,12(10):1-2.

[8] 瞿岳云.消渴不可概以阴虚燥热论[J].中国中医基础医学杂志,2006,12(3):198-201.

[9] 刘红艳,杨文思,王婧,等.从脾论治消渴病[J].北京中医药大学学报(中医临床版),2009,16(5):29-31.

[10] 王寒旭,张德太.我国糖尿病流行病学危险因素分析[J].现代临床医学,2011,37(4):248-249.

[11] 温立新,陈聪水.六味地黄丸治疗2型糖尿病58例临床研究[J].中国社区医师,2010,12(3):82.

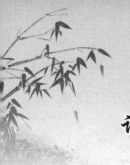

许公平老中医治疗甲状腺功能亢进症经验

许馨予　徐坦　许公平

乌鲁木齐市中医医院　新疆　乌鲁木齐　830000

摘要:总结名老中医许公平治疗甲状腺功能亢进症的临床经验,从病因病机、辨病辨证、用药经验、情志调摄等方面进行详细介绍,并从中体会到了中医药治疗甲状腺功能亢进症的优势所在,为丰富临床甲状腺功能亢进症治疗方案,提供了一定的参考价值。

许公平,新疆乌鲁木齐市中医医院主任医师,第四批全国老中医药专家学术经验继承工作指导老师,国家中医药管理局全国名老中医药专家传承工作室建设项目——许公平全国名老中医药传承工作室专家,国家级重点专科糖尿病科学学科带头人,《新疆中医药》杂志编委。从事中医、中西医结合临床、科研及教学工作40余年,擅长辨病辨证相结合治疗各种外感、内伤疾病及疑难杂症,尤其在内分泌代谢疾病、糖尿病及其并发症等领域经验丰富。许公平在诊治甲状腺病方面创立了自己独特的治疗经验,现将其辨证治疗甲状腺功能亢进症经验总结如下。

(一) 对本病的认识

甲状腺功能亢进症(简称甲亢)系指由多种病因导致体内甲状腺激素(TH)分泌过多,引起以神经、循环、消化等系统兴奋性增高和代谢亢进为主要表现的一组疾病的总称。甲亢病因较复杂,在临床上以毒性弥漫性甲状腺肿(Graves病,GD)伴甲亢最常见,是一种伴TH分泌增多的器官特异性自身免疫性疾病,约占所有甲亢患者的85%,其次为结节性甲状腺肿伴甲亢和亚急性甲状腺炎伴甲亢,还有桥本甲状腺炎伴甲亢、人绒毛膜促性腺激素(HCG)相关性甲亢、碘甲亢等[1]。甲亢是内分泌系统的常见病和多发病,年患病率大约是0.5%,城市人口比乡村人口患病率高。随着人们生活和工作节奏的不断增快,近年来,甲亢的患病率在明显增高。本病可发生于任何年龄,多见于中青年,尤以女性多见[2]。

甲状腺功能亢进症类属于中医学"瘿病""瘿气"范畴。本病与情志失调、饮食水土失宜、体质因素及外邪侵袭等方面有关。《诸病源候论》载:"瘿者,由忧恚气结所生。"在国民经济高速发展的同时,人们的生活节奏加快及精神压力增大,长期情志不畅或骤然暴怒,致肝郁气滞,或肝火横逆犯脾,脾失健运,津液不化而凝聚成痰,气滞、火旺均可导致瘀血、痰浊形成,以致痰凝瘀血搏结于颈前而发为本病;而且现代人喜食酒热肥甘、鱼鲜海蟹,内伤脾胃,酿湿生痰,随其逆气,搏结于颈部而成;或六淫邪毒,从口鼻咽喉、皮毛而入,内伤脏腑,上逆聚痰热而结于颈部,此三者为后天之因。《柳洲医话》云:"禀母气者为多。"若先天禀赋不足,素体阴亏,水不涵木,虚火灼津成痰,上结于颈前,故发病,此为先天之因[3]。许公平认为,本病病位在颈,与肝、脾、肾有关,为本虚标实之证,肝肾阴虚和肝郁脾虚为本病之本,气滞、火旺、热毒、痰凝、血瘀为本病之标。

(二)诊治经验

1. 用药经验 基础方:自拟疏肝消瘿方。药物组成:柴胡 10g,青皮 10g,郁金 10g,女贞子 10g,墨旱莲 6g,浙贝母 12g,夏枯草 10g,牡蛎 30g,木蝴蝶 6g,山慈菇 9g,金银花 30g,海藻 10g,昆布 10g,猫爪草 6g。方中柴胡、青皮、郁金疏理郁结之肝气,以除其因;女贞子、墨旱莲二者组合出自"二至丸",功在补肾养肝,可达精血互生之效果,主治肝肾阴虚,固本病之本;山慈菇、牡蛎是消瘿之要药,浙贝母化痰软坚散结,海藻、昆布软坚散结,能理瘿瘤结气、散颈下硬核;金银花、猫爪草清热解毒、化痰消瘿。木蝴蝶性味苦、甘、凉,入肺、肝、胃经,有清肺利咽、疏肝和胃及生肌之功效。现代医学研究表明,木蝴蝶具有镇痛、抗炎、抗菌、抗氧化、抑制病毒及肿瘤生长等多种药理作用[4]。猫爪草味甘、辛,性平,归肝、肺经,具有清热解毒、软坚化痰、散结消肿、截疟的功能。夏枯草味辛、苦、寒,归肝、胆经,具有清肝泻火、明目、消肿散结之功效[5]。诸药合用,共奏滋阴疏肝、消瘿散结、清热解毒之效。本方以滋阴疏肝为主,清热解毒为辅,配以软坚散结,配伍严谨,可称良方。随症加减:急躁易怒者,加牡丹皮、栀子各10g,郁金加至 15g;身体潮热者,改柴胡为银柴胡,加青蒿、地骨皮各

10g;多汗,加浮小麦、麻黄根各 30g;憋气者,加紫苏子、瓜蒌各 10g;咽干者,加玄参 10g、淡竹叶 6g、石斛 10g;脾虚泄泻者,加炒山药、炒扁豆、炒白术各 10g;心悸失眠者,轻症加酸枣仁、柏子仁各 10g,重症加磁石 30g、首乌藤 10g、朱砂 1g;食欲亢进者,加生地黄 20g、玄参 10g;突眼明显者,加青葙子 10g、密蒙花 20g、谷精草 20g;合并消渴病者,加天花粉 6g、知母 10g、石膏 30g、生地黄 10g;颈部肿大者,加海浮石 15g;肿块突然增大而疼痛者,加三七粉 6g,乳香、没药各 10g;肿块偏硬者,原方浙贝母改为土贝母 10g,加三棱 10g、莪术 10g;手足震颤者,加龙骨 30g、鳖甲 10g;热毒较盛者,加蒲公英 10g、穿心莲 10g、紫花地丁 6g、败酱草 10g;体胖舌苔白腻者,上方去金银花,加胆南星 10g、茯苓 10g、薏苡仁 30g;形瘦多火,伴舌红、口干、咽燥、心烦者,加石斛、沙参、麦冬各 10g;腹胀便秘者,加木香 10g、槟榔 10g、大黄 6g;合并头晕、耳鸣者,加水牛角 10g、钩藤 30g。

2. 鉴别有无结节及合并症 甲状腺弥漫性肿大,无结节,质软,许公平多以疏肝理气、化痰消瘿为法;甲状腺肿大伴有结节,质韧或硬,许公平多以活血化瘀、软坚散结立法。当然,这需要借助甲状腺 B 超、CT 等辅助检查。关于合并症,许公平认为,结节性甲状腺肿合并甲亢者,以理气化痰、活血化瘀立法,治用基础方加三七粉、川牛膝、王不留行等;桥本氏病合并甲亢者,常以疏风清热、化痰解毒立法,治用基础方加蒲公英、大青叶、穿心莲等;亚急性甲状腺炎合并甲状腺功能亢进者,以疏肝清热、解毒消肿立法,治用基础方加紫花地丁、鱼腥草、败酱草等;甲状腺囊肿合并甲亢者,以化痰软坚、理气解郁立法,治用基础方加香附、橘核、荔枝核等。

3. 善用解毒类中药 许公平认为,本病是由风热邪毒乘虚入侵,热毒蕴结,气血壅滞,久则形成肝郁热蕴、痰气瘀结、热毒互结等证。由此可见,本病的病机多属于热毒蕴结,气滞痰凝。所以治疗在疏肝理气、消瘿化痰的同时加用清热解毒类药物可谓相辅相成。许公平常用山慈菇、猫爪草、连翘、板蓝根、金银花、蒲公英、穿心莲、败酱草、大青叶、龙葵、山豆根、绵马贯众、紫花地丁、芦根等。

4. 对含碘中药的认识 关于用含碘中药治疗甲亢,许公平主张沿袭传统观点,认为含碘量多的中药(富碘中药,比如海藻、昆布等)具有化痰软坚散结作用,可以"消瘿",但不能平抑"甲亢"。而含碘量较少的中药(适碘中药,比如夏枯草、浙贝母、牡蛎、黄药子等)既可消瘿散结,又可清热养阴、理气化痰,故"消瘿"与平抑"甲亢"同时并举。在甲亢初期或病处恢复期,以甲状腺肿大为主,而无明显阳亢火热之象时,可短期配伍使用富碘中药以化痰软坚,但不能"效不更方",长期久服或过量服用可有失效、复发现象。若阳亢火热征象显著时,一般取含碘量少的中药。并认为根据病情在中药复方中配合运用适碘中药,不仅可以克服含碘药的弊病,而且可以提高中药复方治疗甲亢的疗效,控制和缓解甲亢症状[6,7]。

(三)病案举例

彭某,女,34岁。患者甲亢5年,服用甲巯咪唑、普萘洛尔(心得安)等药治疗,但病情反复发作,并有逐渐加重之势,近2个月来甲状腺明显肿大,咽部胀痛不适,遂求诊于许公平。症见:双侧甲状腺Ⅱ度肿大,质软无结节,无突眼,但感心悸乏力,失眠多梦,大便次数多,咽痒胀痛不适,波及颈部淋巴结。查:右侧肿物约 31mm×23mm,左侧肿物约 22mm×17mm,表面光滑,无痛感,可随吞咽上下活动。舌质嫩、苔薄,脉弦细。甲状腺功能示 FT_3 8.25pg/ml↑,FT_4 10.87ng/dl↑,TSH<0.010uIU/ml↓。甲状腺 B 超示甲状腺弥漫性肿大。西医诊断:甲状腺功能亢进症。中医诊断:瘿气。证属肝失条达,热毒挟瘿气内发。西药继续予以甲巯咪唑 10mg、3 次/d,普萘洛尔 10mg、3 次/d,口服。中医药治拟滋阴疏肝、消瘿散结、清热解毒。予自拟疏肝消瘿方加减:柴胡 10g,青皮 10g,郁金 10g,女贞子 10g,墨旱莲 6g,浙贝母 12g,夏枯草 10g,牡蛎 30g,木蝴蝶 6g,山慈菇 9g,金银花 30g,海藻 10g,昆布 10g,猫爪草 6g,酸枣仁 10g,柏子仁 10g。7 剂。二诊:服上方 7 剂后,诸症稍微减轻,睡眠不佳,治守前法,加磁石 30g、首乌藤 10g。15 剂。三诊:两侧甲状腺明显减小,心悸消失,大便成形,舌苔薄黄,脉细偏沉。再治守原方。再服半月。四诊:诸症缓解,复查甲状腺功能已基本正常,左侧甲状腺肿块已消。守原意,去海藻、昆布,共服药 3 个月,诸症好转,唯有右侧甲状腺轻度肿大,许公平嘱其平时避免过度疲劳,力保情绪稳定,定期复查。

(四)注重调畅情志,防止复发

许公平认为,本病多因患者长期恼怒忧思,久郁不解,或突受精神刺激,情志不遂,肝失疏泄,气机郁滞,气滞痰凝,或气滞血瘀,凝结颈前;或肝郁犯脾,脾失健运,水湿失布,聚湿成痰;或五志过极化火,灼津成痰,气痰瘀壅结于颈前,而成瘿病[8]。所以甲亢患者要积极调整自己的情绪,思想开朗、积极乐观、知足常乐,避免情绪波动和不良精神刺激。许公平平时在门诊耐心对患者进行健康教育和心理疏导,鼓励患者放松精神,改善心态,坚持治疗。因治疗甲亢疗程较长,为提高患者对治疗的依从性,待症状及化验指标好转时,建议患者将煎服中药改为免煎颗粒粉剂冲服。许公平以中药配合西药治疗甲亢,不仅可以提高疗效,还能减少西药用药量和毒副反应。运用中医中药治疗本病,在改善症状、治疗合并症、降低复发率等方面均显示其独特优势。

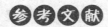

[1] 雷闽湘.内分泌及代谢疾病学住院医师手册[M].北京:科学技术文献出版社,2009:111.

[2] 倪青,徐逸庭,程若东.甲状腺疾病中医特效疗法[M].北京:人民军医出版社,2016:3-35.

[3] 徐文华,赵勇.陈如泉教授辨证治疗 Graves 病甲状腺肿大经验[J].世界中医药,2013,8(12):1445-1447.

[4] 国家药典委员会.中华人民共和国药典[M].2005 年版.北京:化学工业出版社,2005.

[5] 国家药典委员会.中华人民共和国药典(一部)[M].2010 年版.北京:中国医药科技出版社,2010:263.

[6] 王旭.略论含碘中药在治疗"甲亢"中的运用[J].江苏中医,2000,21(4):35-36.

[7] 毕晓娟,唐红.含碘中药治疗甲状腺功能亢进症的研究进展[J].上海中医药大学学报,2012,26(5):109-111.

[8] 陈惠.甲状腺功能亢进症中医病因病机探讨[J].辽宁中医药大学学报,2013,15(3):76-78.

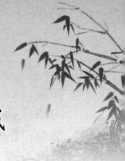

麦味地黄汤合竹叶石膏汤加减治疗消渴病体会

许馨予　徐坦　指导:许公平

乌鲁木齐市中医医院内分泌科　新疆　乌鲁木齐　830000

摘要:唐代甄立言《古今录验方》中记有"渴而饮水多,小便数……甜者,皆是消渴病也"。本文探讨运用麦味地黄汤合竹叶石膏汤治疗20例住院的消渴病患者,取得了显著临床疗效。

"消渴病"属西医学糖尿病范围。本人4年来用麦味地黄汤合竹叶石膏汤加减治疗20例,其中男14例、女6例,年龄40~64岁。血糖10.0~22.8mmol/L,尿糖(++)~(+++),8例尿酮体阳性,2例伴颈部疖肿。基本方:麦冬、五味子、生地、山药、枸杞子、茯苓、竹叶各10g,石膏、葛根、天花粉各30g,苁蓉、知母各15g。方解:麦味地黄汤滋补肺肾之阴,以六味地黄汤加减演变而来,取三补意在滋阴而增液,去三泻意在保阴而不泄;竹叶石膏汤取竹叶、石膏、知母,意在清热养胃生津,配天花粉、葛根以增强生津止渴之功,配苁蓉以补肾助阳、润肠通便。根据现代药性研究,苁蓉、生地、山药、枸杞、天花粉、葛根等具有明显降血糖作用。

例1　张某,男,57岁,住院号:11230。患者2年前出现烦渴,多饮,多食善饥,体重减轻,尿量增多,混浊如膏,夜间尤甚,疲倦乏力,质红、苔黄腻,脉洪大。大便干燥、3~4天一解,空腹血糖13.7mmol/L,尿糖(+++),尿酮(+)。辨证:肾阴虚亏,肺胃燥热。治则:滋阴固肾,清胃泻火,生津止渴。用上方治疗2个月,上症缓解,空腹血糖7.2mmol/L,尿糖(-),酮体(-),出院继服麦味地黄丸以巩固疗效,随访至今未见复发。

例2　陈某,女,48岁,住院号:11302。患者3天前感头晕目眩,腰酸耳鸣,神倦乏力,外阴瘙痒,烦渴多饮,多食善饥,尿多,大便干燥,舌质红、苔黄燥,脉滑有力,空腹血糖11.7mmol/L,尿糖(++++)。

辨证:肺肾阴虚,胃火炽盛,湿热下注。治则:滋阴补肾,清热润肺、利湿。以上方加白鲜皮、土茯苓、太子参各 15g,以增强利湿益气之功。治疗 1 个月,症状缓解,空腹血糖 6.4mmol/L,尿糖(−)。出院后继服麦味地黄丸以善后,至今病情稳定。

体会:本病主要由于肾阴虚损、饮食不节、情志失调、劳欲过度而致。如《备急千金要方》指出,消渴由于"盛壮之时,不自慎惜,快情纵欲,极意房中,稍至年长,肾气虚竭……此皆由房室不节之所致也。"又如《丹溪心法》说:"酒面无节,酷嗜炙煿……于是炙火上熏,脏腑生热,燥热炽盛,津液干燥,渴饮水浆而不能自禁。"说明了房事过度、肾虚精亏,饮食不节、化燥伤津,情志不舒、五志过极、消耗肺胃之阴等与发生本病密切相关。故本病以肾阴亏损为本,肺肾燥热为标(但两者相互转化),用滋补肾阴以治本、润肺清胃以治标,选用上方,临床观察确有较好疗效。